Transforma tu Cuerpo, Alma y Espiritu

Por Frank Cabrera

IMPORTANTE

La información en este libro refleja la experiencia del autor y su opinión y no intenta reemplazar de ninguna manera las indicaciones médicas.

Antes de comenzar cualquier régimen de ejercicios, consulta a tu médico para asegurarte de que son apropiados para ti.

ISBN-13: 978-1461154396
ISBN-10: 1461154391

Contenido

Parte I: Hablemos de obesidad

Parte II: Hablando de alimentación y nutrición

Parte III: Ejercicios

Reconocimientos

Esta página es la parte más importante de este libro debido a que, sin la ayuda incondicional de mi amiga personal y excelente escritora Elizabeth Pabón, este libro no habría llegado a tus manos y yo no habría logrado realizar mi sueño de convertirme en escritor. Tenía en mis planes, hace más de siete años, tratar de terminar algún día este libro: quizás me habría retirado y me habría ido al más allá sin haberlo hecho, pero, gracias a Dios y otras personas que han tenido mucha paciencia conmigo, me refiero a mi esposa Gladys, con sus consejos acertados; a mi amigo y fotógrafo profesional Willie Sepúlveda, por las tan espectaculares fotos de este libro; también a Kelvin y a su esposa Martha, por sus consejos nutricionales; a mis dos hijos, Álex y Krystal, y a mis dos nietos Alanis y Josuan, he podido llevar a cabo este proyecto. Estoy también muy agradecido a mi editora Vanessa Mata, por la paciencia de revisar y corregir el contenido, y a mi subeditora Elizabeth Pabón, que tuvo la tarea de darle forma a este libro. Más que agradecido, estoy sumamente satisfecho porque el universo conspira a nuestro favor para que los proyectos positivos y la información puedan llegar a miles de personas que tienen esperanza de adquirir una mayor calidad de vida tanto física como espiritual; amigos lectores, estoy ya convencido y agradecido anticipadamente porque ustedes van a ser partícipes y pondrán en práctica muchos de los consejos que aquí compartiremos con ustedes.

¡¡Agradecido siempre!!

Semblanza de Frank Cabrera

Abrió su primer concepto de acondicionamiento físico llamado *Cuerpo Definido Personal Training & Weight Loss,* el cual combina de forma eficaz ejercicios personalizados y buena nutrición en un ambiente de total privacidad para sus clientes.

El señor Cabrera, además de ser ingeniero industrial, es personal trainer certificado y está especializado en nutrición deportiva y manejo de control de peso con más de quince años de experiencia. Es dueño de su propio gimnasio desde hace muchos años y, sobre la base de sus estudios en ingeniería, su experiencia, su deseo de mejorar el servicio y las sugerencias de sus clientes, creó el primer concepto de servicio personalizado de ejercicios y nutrición bajo el mismo lugar. Después de dos años de pruebas intensas y monitorización día a día, resultó ser un éxito rotundo; esto le llevó a convertir el concepto en franquicia, debido a la gran demanda y el resultado alcanzado.

En el año 1993, obtuvo la licencia de juez de la Federación Puertorriqueña de Fisicultura y, más tarde, fue seleccionado Juez del Año. En 1994, fue nombrado vicepresidente de la federación y, durante varios años, ejecutó esta labor para apoyar a los atletas en nuestra disciplina.

Actualmente ya tiene su propia línea de productos para bajar de peso y realizar limpieza interna; también diseñó una línea de ropa deportiva para ambos sexos disponible para la venta vía Internet, y, en las facilidades del concepto, posee su propia revista de ejercicios en español y su programa de televisión.

El señor Cabrera fue escogido por la Asociación Interamericana de Hombres de Empresas como empresario distinguido del mes de septiembre del

2007 junto al doctor José Vázquez, presidente de la cadena Subway de Puerto Rico.

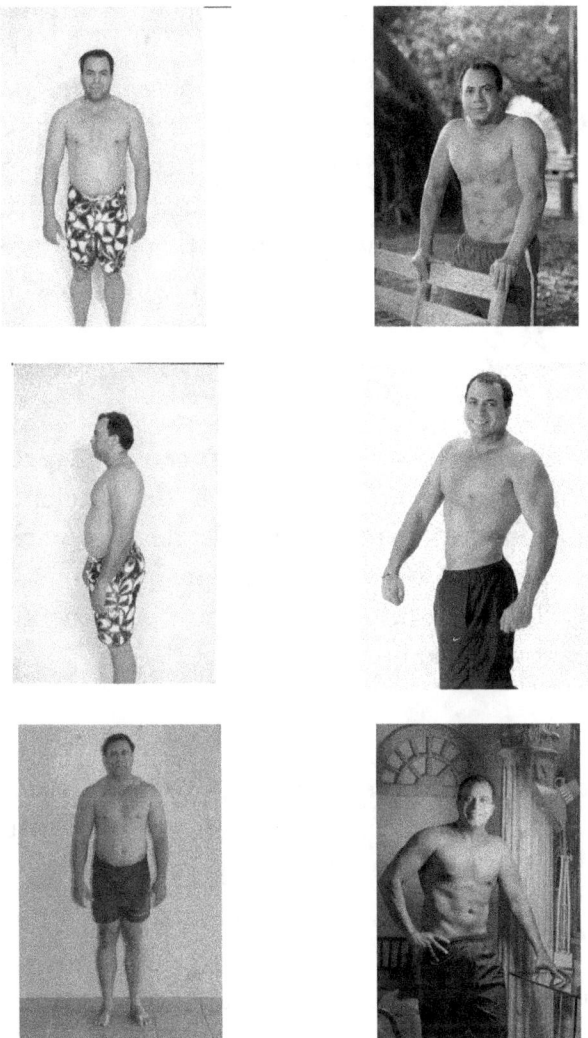

Antes: talla 40, peso 220 libras
Después: talla 32, peso 185 libras

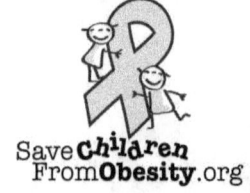

Nuestra fundación se dedica a identificar casos de niños con obesidad mórbida y sobrepeso en general para integrarlos en programas tanto educativos como nutricionales y actividades físicas y recreativas y así liberarlos del sedentarismo, los malos hábitos de nutrición, los videojuegos y otros elementos que impidan que los niños se desarrollen en un ambiente sano y saludable para que se conviertan en niños con buena autoestima y calidad de vida.

Misión:

Lograr que nuestros niños alcancen un nivel de educación nutricional y deportiva de excelencia a temprana edad y sean el ejemplo de una sociedad sana y saludable para que mañana podamos tener una población adulta activa con unos hábitos saludables y buena calidad de vida.

Visión:

Desarrollar un alto grado de compromiso en el cual cada niño pueda disfrutar su salud en plenitud y conservarla en el transcurso de su vida.

Nuestro lema:

«Salva un niño hoy, que en un mañana será un niño sano, saludable y feliz».

Mi historia

Desde temprana edad, me involucré en los deportes en la escuela; aunque no fue tan en serio como para pertenecer a un grupo de talentosos atletas en mi comunidad, siempre he tenido la inquietud de realizar una actividad física, lo cual aprendí de mi padre, pues siempre veía cómo él se preocupaba por realizar algún tipo de ejercicio en casa o fuera de ella.

Muchas personas adultas, por cosas del destino o por otras razones, no tuvieron espacio o tiempo en su niñez o su adolescencia para practicar algún deporte o actividad física, por ende, a día de hoy pueden padecer de obesidad o, posiblemente y peor aún, obesidad mórbida, epidemia de hoy en día tanto en niños como en adultos que está acabando con la humanidad.

En mi caso no fui un niño o joven obeso porque siempre había practicado alguna actividad física, como correr maratones, nadar, jugar al béisbol y muchas otras cosas más.

Ustedes se preguntarán qué me motivó a escribir sobre este tema de la obesidad y les contaré que fue por varias razones.

Mi trabajo desde hace más de quince años tiene que ver con la obesidad: soy entrenador personal y, en los años que llevo en esta carrera, veo que cada día hay más personas obesas y las condiciones de salud que esta enfermedad acarrea, sobre todo en los niños, que serán los futuros profesionales del país, y sé que, si no se les enseña a modificar sus hábitos alimentarios y físicos ahora, no llegarán a disfrutar su adultez de forma plena y mucho menos llegarán a la vejez. Nuestro cuerpo es un templo, como se menciona en las escrituras bíblicas, hay que cuidarlo, es un mandamiento de Dios; tú y yo tenemos que hacer buen uso de él, si no, lamentablemente, no disfrutarás de tu salud junto a los tuyos, como menciona la primera carta del apóstol San Pablo a los Corintios, dice así;

"¿O no saben que sus cuerpos son templos del espíritu santo, que habita en ustedes y que han recibido de Dios? Por lo tanto, ustedes no se pertenecen, sino que han sido comprados, ¿Y a qué precio? Glorifiquen entonces a Dios en sus cuerpos." (1CO, 19-20)

En los años de trabajo que llevo con mi gimnasio como entrenador personal, he conocido muchas personas con las que he trabajado en su físico; muchas de ellas lograron el cambio, pero la mayoría no lo hicieron. ¿Por qué?, me pregunto. He ido a mis propias estadísticas y he escuchado diferentes razones por las cuales la gente se boicotea: el 99 % de las razones son excusas que tuvieron para no terminar lo que empezaron.

Prácticamente aquí está el problema, puede ser falta de motivación, comentarios negativos, enfermedad, falta de compromiso con uno mismo. Una verdadera transformación requiere muchos elementos de la naturaleza, tanto físicos, así como emocionales y espirituales.

No es simplemente proponerme una meta: en este caso es que «quiero rebajar», el próximo paso es buscar orientación con médicos, profesionales de la salud, entrenadores personales, nutricionistas, etcétera. Debemos internalizar primero el objetivo, vivirlo, desearlo y trabajar en él.

Grupos de apoyo (pareja, amigos, familiares...)

Existen muchas entidades y profesionales, como coaches de vida, motivadores, que puedes contratar para finalizar con éxito tu tarea.

Y la pregunta que un coach de vida te haría sería: si no es ahora, ¿cuándo? Si no decides tomar las riendas de tu vida ahora, entonces, ¿cuándo lo harás?

Tu estado de ánimo es un factor importante a la hora de trabajar en tu físico, busca energía, concéntrate y verás que sí, se puede.

Transformar significa muchas cosas en tu vida, no es solamente bajar de peso y verte mejor, es tener más control sobre tu salud, por eso vamos a tomarnos en serio algo que realmente necesitas hacer, y es para comenzarlo inmediatamente, como dice el refrán, «ahora o nunca».

Dietas que engordan

La palabra *dieta,* para la mayoría de las personas, significa sacrificio, tortura, pasar hambre, limitarme a la hora de comer lo que me gusta, en fin, todo lo que tiene que ver con sacarme de mi vida cotidiana y reemplazar o cambiar los hábitos alimenticios que durante años o desde muy niño he llevado, y realmente no lo es, yo diría que cambiar la palabra *dieta* por la palabra mágica *nutrición* suena mejor y se ve mucho mejor, me imagino que muchos de ustedes, los lectores, estarán de acuerdo conmigo y otros no, pero por lo menos le cambiamos el semblante a la palabra.

Dietas que engordan quiere decir que comemos y bebemos todos los alimentos sin límites, cualquier día de la semana y a cualquier hora, entonces nos damos cuenta de que no hemos rebajado una onza ni una talla de ropa, esto quiere decir que, aunque estés ingiriendo todos los grupos de alimentos bajos en calorías, el problema está en que te excedes de las calorías diarias recomendadas por tu nutricionista o tu profesional de la salud, por ende, vas a aumentar de peso, aunque estés a dieta.

Anuncios engañosos con productos falsos en que miles de personas caen día a día

Al día de hoy, todavía no he visto ese producto, faja o pastilla milagrosa con el que tú, sentado desde el sofá de casa, adelgaces de forma constante y que le beneficie a tu salud a lo largo de los años.

Nada en esta vida funciona si no haces ejercicio, cuidas tu alimentación, descansas lo suficiente y evitas la bebida, el cigarrillo y las drogas controladas.

Ten cuidado, todo lo que brilla no es oro, ni mucho menos plata, ni tan siquiera bronce, pon más atención a lo que te dice tu médico. La televisión está llena de propaganda engañosa, tanto local como internacional, nada se consigue rápido.

Toda pérdida de peso es lenta y pausada, es un proceso en el que se adquieren unos conocimientos y nos educamos con nuestros entrenadores, no es simplemente perder peso y ya, ¿y después qué?

Introducción

En algún momento mientras usted tenga éste libro en sus manos se preguntara el por que del título del libro "Transforma Cuerpo, Alma y Espíritu", es cambiar su interior (alma y espíritu) y su exterior (cuerpo). No soy estudioso de la biblia, ni mucho menos teólogo, pero esta frase o título del libro fue producto de mi inspiración para darle un toque especial al libro y los temas incluidos en él.

Al cabo de unos días de haber escogido el titulo del libro (Transforma tu Cuerpo, Alma y Espíritu) me puse a investigar en Google y encuentro que ya existe una doctrina llamada tricotomia, según los teólogos creen que el ser humano tiene 3 partes "cuerpo, alma y espíritu. Dicho concepto se remonta a la filosofía griega que concibió la relación entre el cuerpo, alma y espíritu del hombre respectivamente, según la analogía de la relación mutua entre el universo material y Dios.

En ese instante comprendo que estos escritos y la información que acabo de compartir con ustedes tiene mucho que ver con la naturaleza de nuestro ser y el universo. Es una bendición de nuestro Creador poderles llevar toda la información, experiencia y motivación para que usted amigo lector pueda asimilarla y llevar a cabo un plan de acción y pueda ver unos resultados positivos, en su nuevo estilo de vida.

Siempre he creído que la transformación física es el reflejo de la transformación interna. Basándome en este pensamiento, he querido hacer de este libro, en primer lugar, una reflexión interna para que así pueda lograrse el resultado deseado.

Es por esta razón que en este libro no verás las ilustraciones de los ejercicios para poder realizar las rutinas de ejercicios para damas y caballeros que muestro mas adelante.

Debes de consultarlo con un profesional de salud y/o acceder a www.humankinetics.com.

Aquí encontrarás varios libros de consulta con visuales e ilustraciones de los diferentes ejecuciones de distintos ejercicios para cada parte del cuerpo, también encontrarás libros de nutrición. Al final de este libro encontrarás la guía de referencia donde te menciono algunos de mis libros favoritos.

Utiliza toda esta información para que hagas una completa reflexión sobre dónde estás ahora mismo y te visualices donde quieres estar; en tu salud física, emocional y espiritual.

¡Adelante, que lo disfrutes!

Parte I: Hablemos de obesidad

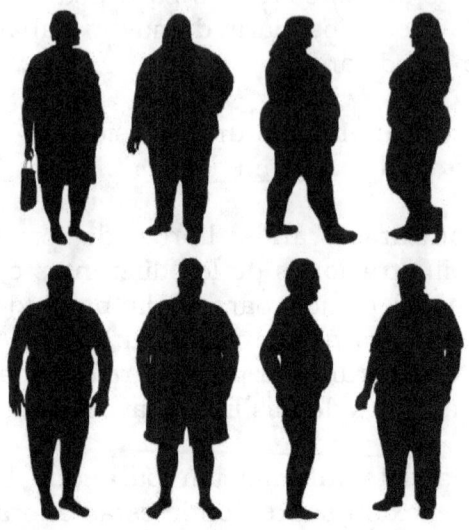

La obesidad y sus estadísticas

Según las estadísticas publicadas, este problema va en aumento desde hace varios años. Entre 1960 y 1962, el porcentaje de la población con problemas de obesidad era del 24.4 %. Entre 1976 y 1980, era del 25.4 %, y los reportes para 1997 indicaban ya que más del 66 % de la población en los Estados Unidos presentaba problemas de sobrepeso.

Antecedentes

¿Cómo pudimos llegar a esta situación tan lamentable? Antes de la segunda guerra mundial, la preocupación se centraba en los trastornos de la salud causados por la deficiencia de nutrientes, como, por ejemplo, el hambre, la desnutrición y el beriberi (es una enfermedad producida por la carencia de la vitamina B1). A medida de que los Estados Unidos fueron transformándose en más prósperos, la atención comenzó a trasladarse desde las deficiencias nutricionales hasta trastornos que se relacionaban con el consumo excesivo, como las enfermedades cardíacas, el colesterol elevado y la diabetes tipo 2. Sin embargo, en la década de los setenta, la falta de seguridad de los alimentos era todavía la mayor preocupación que tenía este país, al tiempo que comenzaban a desarrollarse programas sociales y de salud. En las décadas de los ochenta y los noventa, el interés recayó en la nutrición y su impacto en las enfermedades crónicas, y la atención se centró especialmente en la grasa dietaria. Solo en la última década se identificaron la obesidad y el sobrepeso como importantes problemas de salud pública.

Para expresarlo de manera más sencilla, el aumento de peso se produce cuando las calorías que se consumen (en las comidas y las bebidas) superan a las calorías que se gastan (a través del metabolismo basal, el efecto térmico de los alimentos y la actividad física). El aumento del sobrepeso y la obesidad puede atribuirse a un desequilibrio que se originó en los cambios graduales que se fueron produciendo en un complejo conjunto de factores sociales. Las personas son ahora menos activas en todos los aspectos de su vida cotidiana. El trabajo y el tiempo libre se volvieron mucho más sedentarios. Los hábitos alimenticios, tales como la composición de la dieta, las comidas fuera de casa y el tamaño de las porciones, también se fueron modificando. Se produjo, asimismo, un cambio en la forma de diseñar y construir las comunidades. A menudo, existe una falta de recursos o previsión para diseñar entornos urbanos y suburbanos que alienten estilos de vida activos, como, por ejemplo, con aceras y senderos para caminar. Otras áreas que deben ser también investigadas son el impacto que tienen los factores genéticos y psicosociales en el desarrollo del sobrepeso y la obesidad.

Los americanos gastan más de treinta millones de dólares al año en programas y productos para adelgazar. Uno de cada tres adultos en los Estados Unidos (incluyendo afroamericanos, hispanos y otras minorías) presenta obesidad, la cual fue declarada recientemente enfermedad nacional.

Obesidad en los niños

Según diferentes estadísticas, el problema de la obesidad también está afectando a los niños. La mayoría de la gente está al tanto del considerable número de niños obesos en los Estados Unidos. Actualmente se estima que uno de cada tres infantes es obeso o está al borde de la obesidad y con posibilidades de desarrollar diabetes tipo 2.

Esta tendencia la estamos sufriendo debido a que nuestros niños están ingiriendo demasiadas calorías y tienen muy poca actividad. Además, los medios más populares comercializan las comidas rápidas y las actividades sedentarias para nuestros niños. Cada vez más, ellos tienen la opción de elegir alimentos procesados y baratos, y el consumo de comidas rápidas parece ser otra opción para los padres sometidos al estrés de esta vida moderna. Las escuelas, por su parte, ofrecen bebidas gaseosas y caramelos, las comunidades hacen que manejar se vuelva una necesidad y caminar sea prácticamente imposible. En otras palabras, nuestros niños no reciben la nutrición ni el ejercicio que necesitan.

Las revistas de moda nos siguen mostrando modelos extremadamente delgadas de talla 3 o 4, tratando de vender la imagen de la mujer ideal, pero la realidad es que más del 80 % de las mujeres en los Estados Unidos están por encima de la talla 10.

La venta de ataúdes de medidas extragrandes ha aumentado un 20 % en los últimos cinco años, con el mayor aumento en el pasado año.

¿Cómo podemos saber a ciencia cierta si estamos obesos?

El sobrepeso y la obesidad se diagnostican midiendo el índice de masa corporal (IMC), que se explica como el peso corporal en relación con la estatura.

Se calcula dividiendo el peso en kilos por la talla en metros elevada al cuadrado.

$$IMC = peso \; (kilogramos) \; / \; talla \; (metros)^2$$

Investigadores de los Centros para el Control y Prevención de las Enfermedades (Centers for Disease Control and Prevention) y profesionales de la salud utilizan el índice de masa corporal (IMC) como el método preferido para determinar si un adulto está en sobrepeso o si es obeso, a pesar de que también existen y se utilizan otros métodos. El IMC es un cálculo que divide el peso en kilogramos de una persona por su altura expresada en metros cuadrados (IMC = kg/m²). El IMC también puede calcularse en libras y pulgadas (IMC = {lb. / inch²} x 703).

La pauta general que actualmente recomiendan los Centros para el Control y Prevención de las Enfermedades es que aquellos individuos que tienen un IMC de entre 25 y 29.9 tienen sobrepeso y quienes tienen un IMC superior a 30 son considerados obesos. Es decir, cuando el IMC es:

- menor a 23 - estás en el peso ideal;
- de 23 a 25 - se considera sobrepeso;
- de 26 a 30 - obesidad tipo I;
- de 31 a 40 - obesidad tipo II;
- mayor de 40 - obesidad tipo III o mórbida.

Las tablas pueden verse en el sitio web de los Centros para el Control y Prevención de las Enfermedades (www.cdc.gov/nccdphp/dnpa/bmi-adult.htm).

La obesidad es un síndrome en el que varios factores se unen para producirla. Entre ellos tenemos:

La falta de nutrición. Es uno de los factores más importantes, ya que la alimentación actual está casi basada en un 80 % en alimentos procesados que no le dan al organismo los nutrientes necesarios para un buen metabolismo, incluyendo el de las grasas.

Sedentarismo. El estilo de vida del estadounidense medio no incluye actividad física. Más del 50 % de la población reporta no hacer ejercicio frecuentemente y el 25 % reporta no hacerlo nunca.

Dietas de hambre. La obesidad no puede ser solucionada con «dietas de hambre» o la pastilla milagrosa que todos quisiéramos encontrar. Las dietas con restricción de calorías tan famosas en todas las revistas han contribuido enormemente al sobrepeso, ya que no explican con claridad que la pérdida de peso «rápida» no va con la fisiología y se consumirá masa muscular que la persona necesita desesperadamente para consumir calorías y quemar grasa.

No es recomendable perder más de dos libras por semana. Si se pierde más, se está consumiendo músculo o perdiendo líquidos corporales que dan una sensación de pérdida de peso que no es real.

La única solución para el problema de la obesidad radica en modificar nuestros hábitos de alimentación, agregar suplementos nutricionales con gran biodisponibilidad en la dieta y cambiar poco a poco nuestro estilo de vida incorporando ejercicio moderado a nuestra rutina diaria por lo menos tres veces por semana.

La obesidad también tiene relación directa con las enfermedades del corazón que actualmente matan a más del 50 % de la población estadounidense, como la hiperlipidemia, que consiste en elevados niveles de colesterol y triglicéridos en la sangre. La obesidad por sí misma es una condición que aumenta el riesgo de enfermedades coronarias y vasculares.

Se ha admitido que la asociación entre la hipertensión y la obesidad empeora el pronóstico cardiovascular. Está demostrado que el sobrepeso, además de elevar la presión arterial, limita la eficacia de los fármacos, de tal forma que, a mayor sobrepeso, mayor cantidad de fármacos y peor control de la presión arterial. La reducción del sobrepeso es una medida esencial del tratamiento de la hipertensión, pero no es necesario llegar al peso ideal: una pérdida de tres o cuatro kilogramos repercute de forma importante en el control de la presión. El sobrepeso es una de las principales causas de hipertensión resistente a fármacos, es decir, de hipertensión que es de muy difícil control; si eres un hipertenso obeso, debes esforzarte en adelgazar aunque estés siendo tratado con medicamentos para la presión.

Algunas cosas que debes recordar son:

- La presión alta es mucho más frecuente en personas con sobrepeso.
- Cuando una persona gana peso, la presión tiende a aumentar; cuando una persona pierde peso, la presión a menudo baja.
- En algunos pacientes, la pérdida de peso puede incluso hacer que se controle la hipertensión hasta el punto de no necesitar medicamentos, sobre todo en aquellos en que la presión no es demasiado alta.
- También se asocia a colelitiasis (piedras en la vesícula biliar), artritis y algunos tipos de cáncer, particularmente el de seno. El sobrepeso también se asocia con frecuencia al aumento de ácido úrico. Con el sobrepeso también se producen alteraciones endocrinas

que se pueden manifestar en irregularidades en el ciclo menstrual e incluso retraso en el crecimiento de los niños. Por otra parte, con el sobrepeso, las articulaciones sufren más, lo que favorece la aparición de problemas articulares que derivan en artrosis. También existen datos que indican que la obesidad es un factor importante en el desarrollo de ciertos problemas de la vejiga.

Consecuencias del sobrepeso

Los expertos aseguran que más del 80 % de los casos de diabetes mellitus tipo 2 (no dependiente de insulina o también llamada diabetes del adulto) se deben al exceso de peso.

El estilo de vida saludable y el manejo del peso corporal

Es posible lograr un estilo de vida saludable y manejar el peso corporal si se practica actividad física de manera periódica y se mejoran los hábitos de alimentación. Los padres deben convertirse en modelos para sus hijos para establecer en ellos un estilo de vida saludable que se base en la variedad, el equilibrio y la moderación.

La mayoría de los profesionales de la salud creen que la persona con sobrepeso corre más riesgo de padecer trastornos en la salud. Afortunadamente, es sencillo dejar de pertenecer a este grupo de riesgo.

Con solo perder el 10 % del peso corporal, una persona con sobrepeso puede mejorar su salud, siempre y cuando no vuelva a recuperar el peso perdido.

La OMS (Organización Mundial de la Salud) considera que la obesidad es una de las diez principales causas de muerte prevenibles en el mundo.

Si no se controlan estas enfermedades no transmisibles, van a ser responsables a corto plazo de más de casi el 75 % de todas las muertes en el año 2020.

Un problema muy gordo

El sobrepeso y la obesidad no son cuestiones que afecten solo a los Estados Unidos. La Organización Mundial de la Salud informó en 1995 de que en el mundo había 200 millones de adultos obesos. En el año 2000, el número de adultos obesos superó a los 300 millones, con casi 1.7 billones de personas con sobrepeso. Recordemos que, técnicamente, el sobrepeso es un paso previo a la obesidad.

Pese a que la desnutrición y el sexo no seguro son responsables de la mayoría de las muertes, la alta presión arterial, fumar, el colesterol elevado y la obesidad están afectando a los países industrializados y en vías de desarrollo.

El informe conjunto de expertos de la OMS sobre dieta, nutrición y prevención de las enfermedades crónicas del 2010 estimó que las enfermedades no transmisibles, como la obesidad, la diabetes, la hipertensión, los infartos y varias formas de cáncer, eran responsables del 60 % de los 55.7 millones de muertes que se produjeron en el año 2000.

El aumento en el sobrepeso y la obesidad se produjo tanto en los países industrializados como en los que están en vías de desarrollo en todo el mundo.

Enfermedades cardiovasculares

En la actualidad, las enfermedades de la arteria coronaria son la causa principal de muerte en las naciones industrializadas y son responsables de más de 7,2 millones de muertes al año.

Los índices de sobrepeso y obesidad han alcanzado proporciones epidémicas en los Estados Unidos y el resto del mundo. Esta epidemia aumentó los costos derivados de la atención a problemas de salud que se asocian con una variedad de complicaciones que surgen por el sobrepeso, además de provocar cientos de miles de muertes prematuras cada año. El aumento en el sobrepeso infantil es un tema alarmante porque los niños con sobrepeso van a tener más probabilidades de transformarse en adultos con sobrepeso u obesos.

La enfermedad del corazón es una inflamación de la arteria coronaria. La causa principal de esta inflamación es el colesterol LDL «Oxidado», homocisteína, junto con el exceso de radicales libres causado por la hipertensión, la diabetes, el cigarrillo, las comidas con un alto contenido graso y los niveles altos de insulina.

Enfermedades cardiovasculares entre los hispanos en los Estados Unidos

En las estadísticas del Gobierno de los Estados Unidos, la palabra *hispano* incluye a las personas cuyos antepasados provienen de México, Puerto Rico, Cuba, España y los países que hablan español de América Central y del Sur, la República Dominicana y otras culturas, sin importar la raza. No incluye gente de Brasil, Guyana, Surinam, Trinidad, Belice y Portugal porque el español no es la primera lengua en esos países.

Se entiende por enfermedades cardiovasculares o ECV las dolencias del corazón que incluyen los derrames cerebrales, la hipertensión, la insuficiencia cardíaca congestiva, los defectos cardíacos congénitos o de nacimiento, el endurecimiento de las arterias o arteriosclerosis y otros padecimientos del sistema circulatorio.

De un total de 104.000 latinos que mueren anualmente, un 31 % (32.000 aproximadamente) muere por problemas cardiovasculares. Un 20 % muere de cáncer (unas 20.000 personas) y el resto (el 48 %), por otras causas.

De toda la población de los Estados Unidos con hipertensión arterial (incluyendo a la gente blanca y las personas de color no latinas), los mexico-americanos tienen menos conciencia de la enfermedad y, por lo tanto, menos posibilidades de tener tratamiento y de mantenerla controlada.

Si se comparan con la gente blanca, los latinos están menos dispuestos a realizar alguna actividad física, por lo que son más propensos a tener exceso de peso u obesidad, lo que los hace más propensos a padecer diabetes. Todos estos factores aumentan los riesgos de tener una enfermedad cardiovascular o ECV.

La primera causa de muerte entre los hispanos en los Estados Unidos son las enfermedades cardiovasculares o del corazón.

Fuente: todos estos datos fueron publicados por la Asociación Americana del Corazón en mayo del 2002.

Manera y maneras de ganar la batalla

En cualquier momento, del 30 al 40 % de las mujeres y del 20 al 35 % de los hombres están tratando de perder peso. Pero, sin embargo, se estima que de una cuarta parte a un tercio todavía están pasados de peso, lo que aumenta su riesgo de sufrir una enfermedad cardíaca, presión arterial alta y diabetes tipo 2, además de enfermedades de la vesícula biliar, gota, algunos tipos de cáncer y osteoartritis.

Lo tradicional dice que 3,500 calorías igualan a una libra (0.45 kilo) de peso. Reduce las calorías o quema más de las que consumes y rebajarás de peso. Esa ha sido la orientación durante años, pero no está funcionando. Se sabe que las dietas de restricción en las calorías a corto plazo pueden ayudarte a perder peso, pero, generalmente, hasta dos tercios de ese peso se vuelve a ganar en un año.

Perder peso es más complicado que una ecuación sencilla. «El exceso de peso no es un trastorno sencillo de la fuerza de voluntad, como algunas veces se ha considerado, sino más bien un trastorno complejo del metabolismo de la energía». Muchas dietas sencillamente no funcionan a largo plazo. Si quieres mantenerte sin aumentar de peso durante el resto de tu vida, tendrás que cambiar tu estilo de vida. Tienes que ver la pérdida de peso como un asunto de manejo personal de por vida. Un problema de peso no es como tener una enfermedad en la que tienes que seguir un tratamiento con medicamentos y curarla. Esto es más serio, tienes que mantenerte trabajando en tu peso.

Para muchas personas, estar a dieta se convierte en una forma de vida, especialmente para las mujeres, que pierden y ganan peso con mucha facilidad, ya sea por embarazo, etcétera, pero estos ciclos de peso lo que hacen es perturbar el metabolismo, esto es, la velocidad a la que el cuerpo quema calorías.

La parte más importante de cómo perder peso con sensatez y aumentar las probabilidades de no volver a ganarlo consiste en tomar en cuenta las siguientes sugerencias.

Primero decide si en realidad necesitas perder peso: observa la forma de tu cuerpo, tu estatura, tu peso y, sobre todo, tu historial de enfermedades relacionadas con la obesidad y el historial de factores en tu familia. Una vez tengas toda la información, haz un análisis de cuándo comenzaron tus problemas con el peso. Algunos de los factores que pueden contribuir a la ganancia de peso son las depresiones, las separaciones o los divorcios, o sencillamente puede tratarse de un proceso gradual que viene desde la adolescencia.

Analiza tus hábitos de comer y tus actividades: si eres de los que omiten comidas para luego comer demasiado, pues te tengo que decir que tienes grandes problemas porque lo primero que tienes que hacer es aprender a comer normalmente, entiéndase hacer seis comidas diarias, esto incluye desayuno, merienda, almuerzo, merienda, cena y merienda. Si tus hábitos de comer son erráticos, la reducción en tu metabolismo va a hacer que tengas una privación total de alimentos que acumula grasa. Alimentarse bien (seis comidas diarias) y ejercitarse es equivalente a mantener tu metabolismo en aumento.

Prepara un diario de tus comidas durante dos semanas: durante dos semanas, anota todo lo que comas, a qué hora y cómo te sientes (estados de ánimo: aún con hambre, aburrido, satisfecho, enojado, feliz). Llevar un diario de las comidas que consumes puede ser revelador. En muchas ocasiones, las personas no se dan cuenta de que comen de forma automática o por capricho. Es de suma importancia que visites a un dietista registrado para que te ayude y, sobre todo, te oriente. Recuerda llevar tu diario contigo el día que decidas visitarlo.

Haz su propio plan: ya decidiste y estás listo para cambiar tu estilo de vida para alcanzar un peso deseable, entonces tendrás que determinar cómo lo vas a hacer. Tienes que aprender a seleccionar tus alimentos: el porcentaje nutricional de cada uno de ellos, la cantidad adecuada cada día y, algo no menos importante, aumentar tu actividad física. En este proceso, vas a necesitar la ayuda de expertos: un dietista certificado, un entrenador personal certificado y, posiblemente, un psicólogo, de ser necesario, para manejar tu estrés.

No planifiques perder demasiado peso y rápido: perder demasiado peso y rápidamente suele significar que lo vas a aumentar de la misma manera. Es por ello que se recomienda perder saludablemente por lo menos una libra o dos libras a la semana.

Escoge el momento: trata de no escoger el momento para comenzar a bajar de peso cuando tengas tensiones o cosas pendientes por hacer que requieran de unas fechas específicas (boda, comprar una casa, mudarse, etcétera), ya que esto lo que hace es aumentar más tu tensión.

Cuidado con cambiar todo al mismo tiempo: hay que ser realista, no puedes pensar que en unos días vas a transformar tus hábitos alimenticios o tu cuerpo, esto conlleva disciplina, perseverancia y constancia. Los cambios vendrán en forma gradual, y tú vas a sentir satisfacción cuando notes que estás perdiendo peso saludablemente.

Controla la comida que compres: tanto si eres tú quien hace las compras de los alimentos como si lo hace otra persona, ahora tú te vas a encargar de controlar lo que entre en casa de papitas fritas, chocolates, bocadillos, refrescos, etcétera. Vas a comenzar a leer las etiquetas de los productos y a eliminar los que tengan alto contenido en calorías, grasas saturadas, sodio, etcétera. Por otro lado, comenzarás a consumir más vegetales, carnes blancas y ocho vasos de agua diariamente.

Mide tus comidas: vamos a trabajar con porciones, posiblemente los primeros días va a ser algo tedioso, pero luego la vista se acostumbra a reconocer los tamaños y tú, a medida que vayas perdiendo peso, te irás entusiasmando más.

No cuentes calorías: hay muchas opiniones, pero los expertos sugieren que cambies tus hábitos en cuanto a lo que comes y te permitas una cantidad determinada de calorías por día.

Elimina el alcohol: el alcohol puede estimular la distribución de grasa. Por ello, la abstinencia podría significar una reducción sustancial en las calorías.

Asegúrate de comer lo suficiente: no tienes por qué ayunar, ya que esto lo que conlleva es comer en exceso y, por ende, la reducción del metabolismo. Por el contrario, haz seis porciones de comidas diarias.

No permitas que se colapse tu dieta: si fallaste un día y comiste alimentos inadecuados, esto no significa que debas abandonar la dieta que comenzaste. Lo que tienes que hacer es levantarte y empezar de nuevo al día siguiente.

Obtén sustancias nutritivas y reduce la grasa: tu cuerpo necesita dos porciones al día de carne (res, pescado, aves o sustitutos de la carne, como huevos, legumbres y lácteos) y cuatro porciones de frutas, verduras, pan, cereales, pastas y otros granos. Por otro lado, eliminar los alimentos de alto contenido en grasa te puede beneficiar mucho más de lo que te imaginas, pues así reducirás el riesgo de sufrir enfermedades cardíacas y eliminarás a un enemigo de tu cintura y tu abdomen. La grasa también es una fuente de energía, es por ello que hay que consumirla con moderación.

Haz ejercicio: hacer ejercicio es la clave para perder peso en combinación con un buen régimen de dieta y descanso. Aunque ustedes no lo crean, la gente más delgada es la que come más, pero también es la más activa. Obviamente, el ejercicio quema calorías y puede aumentar el metabolismo.

Estrategias para poner tu cuerpo en movimiento:

1. Utiliza las escaleras en vez del ascensor.
2. Camina en lugar de manejar un vehículo.
3. Toma varias caminatas cortas si no puedes acomodar en tu horario treinta minutos de ejercicio.
4. Estaciona tu automóvil a cierta distancia, para obligarte a caminar un poco más.
5. Dale la vuelta a la manzana en bicicleta en el lugar donde resides.

Enfermedades del hígado y la obesidad en los niños

Por la doctora Rosalyn Díaz Crescioni

La autora es gastroenteróloga y hepatóloga pediátrica, certificada en Pediatría y Gastroenterología Pediátrica.

La frase «soy un gordito saludable» está siendo retada en estos tiempos más que nunca, ya que la obesidad ha sido definida como una enfermedad crónica de exceso de grasa en el cuerpo.

En las últimas dos décadas, la prevalencia de obesidad en los niños se ha duplicado, mientras que en los adolescentes se ha triplicado, especialmente en los hispanos. Las estadísticas son alarmantes: el 32 % de los niños presentan sobrepeso y aproximadamente el 16 % están obesos. Por su parte, un niño con un padre obeso tiene un 40 % de probabilidades de estar obeso y, cuando ambos padres son obesos, el riesgo incrementa al 70 %.

La obesidad se asocia con el aumento de enfermedades como lo son la diabetes, cardíacas, síndrome metabólico, problemas de colesterol y enfermedades del hígado, entre otras.

Complicaciones

Cuando una persona está obesa, la grasa en exceso se puede acumular en el hígado, lo que causa una condición conocida como enfermedad de hígado graso no alcohólico (NAFLD, por sus siglas en inglés). Una vez esa grasa acumulada crea inflamación hepática, se conoce como esteatohepatitis o NASH *(non alcoholic steatohepatitis)*. Con el tiempo, esa inflamación puede llevar a la formación de tejido de cicatriz o fibrosis y, eventualmente, a cirrosis, lo cual representa un estado más avanzado de la enfermedad.

La causa exacta de esta enfermedad no se conoce, pero algunos factores de riesgo son la obesidad, sobre todo a nivel de la cintura; diabetes; hipertrigliceridemia o colesterol alto, y la raza, como la hispana.

Cuando la acumulación de grasa es severa, se puede presentar dolor abdominal en el cuadrante superior derecho, cansancio e hígado agrandado. Un paciente con estos factores de riesgo y síntomas debe realizarse pruebas de sangre para saber la elevación de enzimas hepáticas, además de un sonograma abdominal para ver hallazgos de infiltración de grasa en el hígado.

El diagnóstico se confirma con una biopsia del hígado realizada a través de la piel.

Actualmente, el tratamiento de NAFLD/NASH consiste en pérdida de peso y ejercicio. Cuando la enfermedad no está muy avanzada y no hay tejido de cicatrización, el proceso se puede revertir con modificación en los hábitos alimenticios y actividad física. La dieta debe ser baja en grasa y azúcares refinados. Hoy en día, no hay medicamentos aprobados para el tratamiento de hígado graso en niños.

Se estima que uno de cada cuatro pacientes con NASH puede desarrollar una enfermedad avanzada del hígado, por lo que un diagnóstico temprano es vital. NASH es una causa de trasplante de hígado.

Dicho esto, sobre la base de las estadísticas, vamos a tocar el tema de la alimentación y la nutrición adecuadas para nuestro organismo. Y te invito a que, mientras lees todo este material, ¡puedas ver en tu interior al ser saludable que Dios creó en ti!

Parte II: Hablando de alimentación y nutrición

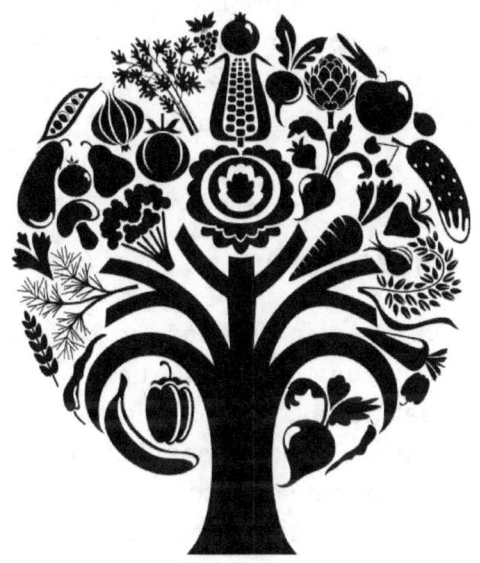

Vida saludable

¿Qué es vida saludable?

Dos palabras unidas que representan un valor incalculable si las aplicamos al diario vivir y que tienen efectos multiplicadores en beneficio a nuestros estilos de vida.

La frase lo dice todo… vida saludable significa que, a lo largo de nuestro camino, hay varias rutas entre las cuales podemos escoger. ¿Cuál es la tuya? Tú decides si quieres vivir en plenitud o pasar por este mundo sin tener control y conciencia de lo que es quererse y cuidarse. Recuerda que tu cuerpo es un templo que tienes que cuidar y proteger; si no haces nada por él, nadie lo hará, así que comienza hoy a ejercer responsabilidad sobre él y hacer los cambios positivos para mejorar tu salud con un buen estilo de vida. Es momento de realizar un cambio y hacer un plan en tu vida que incluya ejercicio y nutrición; oriéntate, únete a clubes y amistades que lleven un estilo de vida saludable, el que quieres y anhelas. Haz el cambio hoy, que el universo y tu salud te lo agradecerán.

Grasas saludables

A pesar de la creencia popular, no todas las grasas son malas: el enemigo son las grasas saturadas. Las grasas no saturadas, en cantidades moderadas, incluso pueden ser beneficiosas. Por ejemplo, una de las razones por las que el pescado es un alimento tan saludable es porque contiene ácidos grasos esenciales que ayudan a tu organismo a quemar más eficazmente y lo protegen de ciertas enfermedades.

Existe una regla general para saber qué grasas son buenas y cuáles no: si la grasa se encuentra sólida a temperatura ambiente, como la mantequilla, la margarina o la manteca, son malas noticias. Un par de excepciones a esa regla serían el aceite de palma y el aceite de coco: ambos son grasas saturadas que se almacenan principalmente como grasa corporal y ocasionan un aumento en los niveles de colesterol. Las grasas buenas incluyen el aceite de cártamo, el aceite de ajonjolí, el aceite de canola y la grasa de los aguacates. Ahora bien, esto no significa que necesites una porción de cualquiera de estas grasas. Tomar solamente una cucharada al día puede proporcionarte los ácidos grasos esenciales que necesita tu organismo. Por ejemplo, puedes mezclar una cucharada de aceite de cártamo con vinagre y usarlo como aderezo para las ensaladas. Y, si comes pescado, especialmente salmón, por lo menos tres veces a la semana, lo más probable es que de ahí obtengas los ácidos grasos esenciales que requieres.

Los malos hábitos más frecuentes en la alimentación

Existe un bombardeo de información relacionado con los alimentos a través de la televisión y los diversos medios publicitarios. Incluso vemos los anuncios que se encuentran en las carreteras y las avenidas mientras manejamos nuestros autos. La mayoría de estos anuncios tratan de publicitar comidas agradables a nuestro paladar, pero muchas de ellas no aportan los nutrientes que se requieren para vivir de forma saludable. A eso le tenemos que agregar los malos hábitos que muchas personas han adoptado al establecer su dieta sobre la base de este tipo de alimentos. Por la premura, el ajetreo diario y el estrés, muchas personas encuentran convenientes ciertos «alimentos rápidos». El problema de esto es que diariamente están consumiendo elementos que no aportan los nutrientes correctos a su organismo. Veamos algunos de estos malos hábitos nutricionales.

Bebidas gaseosas. En los comerciales de televisión que promocionan las bebidas gaseosas, se muestran jóvenes llenos de vigor y alegres. El mensaje que desean enviarnos es que, si tomamos ese producto, estaremos vigorosos como ellos. Pero los estudios que se han efectuado sobre este tipo de bebidas encontraron que no aportan ningún tipo de nutriente. Por ejemplo, el doctor Cliver McKay, de la Universidad de Cornell, demostró que las bebidas gaseosas son capaces de erosionar completamente el esmalte de los dientes y además dañan nuestro estómago. La principal sustancia involucrada en estos daños es el ácido fosfórico, además de otra serie de sustancias que contienen como los colorantes, el azúcar y la cafeína.

Una de las sustancias que contienen las bebidas gaseosas es la cafeína. Esta produce cierta adicción en las personas que la consumen. Cuando una persona ha estado expuesta durante mucho tiempo a la ingesta de bebidas con cafeína, esto va a producir el mismo efecto que el del alcohólico que necesita el alcohol para mantenerse bien. Su cuerpo le pide cafeína porque se ha producido una adicción a este tipo de bebidas. Es por esto que observamos en los jóvenes y los adultos una «necesidad» de ingerir un determinado tipo de bebidas gaseosas. Entonces, podemos concluir que estas bebidas no aportan nada desde el punto de vista nutricional. Solo son un artificio al cual el hombre moderno está sometido y que va en detrimento de su salud. Si te detienes a leer por un momento los ingredientes de ese tipo de bebidas, te vas a dar cuenta de que no aportan nada nutritivo, pero que, sin embargo, disminuyen tu salud al mismo tiempo que tu dinero.

La regla debe ser evitar estas bebidas. Si las ingieres esporádicamente, tu cuerpo podrá resistir el ataque. Pero si eres de las personas que no pueden vivir sin ingerir este tipo de bebidas todos los días, entonces tu salud se irá deteriorando paulatinamente.

El consumo de las bebidas gaseosas entre los varones de trece a dieciocho años de edad es de tres latas o más al día, y un 10 % bebe más de siete latas al día.

Dulces de pastelería. Dependiendo de la región, son conocidos como cakes, tortas, pasteles y panes dulces, entre otros. Son muy llamativos, pues tienen una forma agradable a nuestros ojos. Son preparados con harinas refinadas, las cuales producen en la persona que los consume la tendencia a ingerirlos con mayor frecuencia y a establecer este mal hábito. Cuantos más dulces comas, más desearás comerlos de nuevo. Las calorías que aportan son llamadas *calorías vacías* porque no aportan nutrientes importantes. Son muy deliciosos, pero representan un problema para nuestra salud, sobre todo por las cantidades y la frecuencia de consumo. Esto está afectando a los niños, que están presentando problemas de obesidad. Según la doctora Christine Word, los niños estadounidenses obtienen el 40 % de las calorías del azúcar y las grasas adicionales en sus dietas. Aproximadamente, uno de cada siete niños de diez años obtiene de un 50 % a un 70 % de sus calorías de los bocadillos.

Escasa ingesta de vegetales y frutas. A muchas personas no les gusta ingerir vegetales ni frutas en su dieta diaria porque no les encuentran un sabor agradable. Simplemente es porque no los saben preparar. Casi siempre los cocinan excesivamente y pierden el color llamativo con el cual la naturaleza los ha dotado. La cocción excesiva hace que pierdan también parte de los nutrientes que poseen. A la mayoría de los jóvenes no les gustan los vegetales ni las frutas porque principalmente no les enseñaron a comerlos cuando eran niños.

Las personas tienen que animarse a retomar la costumbre de consumir este tipo de alimentos porque aportan muchos nutrientes, vitaminas, minerales, agua y fibra. Esta última tiene un papel importante en nuestra alimentación, pues ayuda a eliminar residuos de la cantidad total de alimentos que consumimos diariamente. La fibra ayuda a que los residuos no se estanquen en el aparato digestivo y a que se mantengan circulando. Lo que las personas tienen que hacer es aprender a prepararlos para que tengan un sabor agradable. También deben acostumbrarse a comer algunos de los vegetales crudos para poder obtener todos los nutrientes que poseen.

Alrededor de una cuarta parte de todos los vegetales que los niños y los adolescentes consumen se ofrecen como papas fritas.

Frituras. Muchas personas han adoptado el mal hábito de consumir la mayoría de los alimentos en forma de frituras. Esto produce daño, tanto al alimento como al aceite que se utiliza para freír. En los restaurantes, las temperaturas a las cuales se cocinan los alimentos dañan el aceite porque el efecto que se produce es de saturación y esto lo hace más pesado. El ser humano necesita un aporte de aceite que no es muy grande, aproximadamente un

30 % de la dieta diaria. Esta cantidad es fácilmente provista por los alimentos de origen animal. Pero, cuando el aceite está expuesto al calor, se van dañando sus propiedades y no nos aporta ningún beneficio. El calor excesivo al que es expuesto produce una serie de sustancias que dañan nuestro organismo, por lo que hay que disminuir lo más posible los alimentos fritos.

Posiblemente, alguno de los lectores se esté preguntando: ¿en qué forma podré consumir los alimentos diariamente? Existen diferentes maneras, pueden ser al vapor, asados, guisados en agua y horneados, entre otros. Esto también permitirá variar un poco la forma de consumirlos.

La regla que hay que seguir es que siempre se debe tratar de que los alimentos lleguen a la mesa en la mejor forma posible. Esto incluye el sabor y una forma de presentarlos que sea agradable a la vista. Hemos escuchado a algunas personas decir que algo no les gusta cuando nunca lo han probado. Se guían por el aspecto físico y evitan comerlo. En el caso de los niños, y aun en el de los adolescentes, los padres desempeñan un papel importante, ya que ellos tienen que comenzar a realizar cambios para que los hijos también los puedan llevar a cabo. No podemos decirles a nuestros hijos: «Come ensalada», cuando ellos no nos han visto hacerlo. Tenemos que enseñar con la práctica, aún más si se trata de niños pequeños. Ellos están pendientes de lo que hacen papá y mamá.

Menos del 66 % de los niños de tercer grado comen por lo menos un cuarto de taza de frutas diariamente; cuando llegan al octavo grado, esa cantidad disminuye al 37 %.

Recomendación. Las madres, que desempeñan un papel muy importante en la alimentación del hogar, deben incluir en su dieta diaria ciertos vegetales en forma de ensaladas. Esto les permitirá que en sus casas se coma mejor. Además, es recomendable evitar sazonar los alimentos con tanto aditivo químico.

Comidas rápidas. Producen daño a nuestra salud, además de muchas más razones. Muchas personas con vida agitada acuden a los restaurantes de comida rápida como la forma más sencilla de resolver el problema de comer en un espacio de tiempo muy corto. Lo más lamentable es que creen que se están alimentando bien. El hecho de ingerir pollo, carne, papitas y otros alimentos que estos establecimientos venden no quiere decir que aporten los nutrientes que tu cuerpo requiere. Uno de los problemas es el hecho de que las comidas de este tipo tienen un exceso de grasa. Casi siempre el aceite que utilizan estos establecimientos es usado muchas veces y a altas temperaturas. Ya hablamos del daño que esto produce al aceite. A las comidas rápidas se les agrega una cantidad excesiva de condimentos para hacerlas más agradables en su sabor. Además, tienen muy poca cantidad de fibra, en algunos casos, nada.

Esta es la razón por la cual las personas encuentran tan apetecibles las comidas rápidas. Pero debemos buscar más allá del sabor. ¿Qué aportan a nuestra nutrición y a qué precio estamos pagando esta comida? Las comidas rápidas son muy baratas, económicamente hablando, pero muy costosas en términos de nutrición. Anímate a realizar un inventario del costo de comer todos los días en este tipo de establecimientos frente a preparar la comida en tu casa. De seguro vas a notar que el ahorro obtenido por comer las comidas rápidas es poco, y más cuando en el futuro tengas que visitar al doctor por los problemas que te ha provocado ingerirlas.

El doctor Filman dice que ...

> [...] la comida rápida se hizo para afectar los sentidos de una manera muy directa, con una seducción artificiosa en la que todos los sabores y colores están entrelazados tratando de realizar una serie de matices, y cuando se combinan unos con otros, provocan una explosión cromática en el paladar.

Añadir excesiva cantidad de sal. Otro hábito inadecuado que debemos evitar es el de agregarle mucha sal a las comidas. Estudios médicos realizados en forma extensa indican una relación directa entre este hábito y la incidencia elevada de hipertensión arterial, lo que a su vez produce daño renal. El aumento alarmante de personas que padecen de hipertensión en los últimos años es un indicio de este extendido mal hábito.

Ingesta excesiva de café o té. Son estimulantes que se deben ingerir de forma moderada o eventual. El problema es que muchas personas los consumen de forma descontrolada y, con el tiempo, dañan su organismo por sobreestimulación.

Ingesta frecuente de preservativos. Son sustancias químicas que se utilizan para mantener el alimento en aparente buen estado, además de agregarle una serie de colores y sabores artificiales para que esté apetecible.

Algunos de los preservativos más usados son los nitratos y los nitritos, que, al entrar en contacto con el cuerpo, van . a producir una sustancia final llamada nitrosamida. Esta sustancia ha sido estudiada e identificada como agente cancerígeno. Se relaciona con el cáncer de hígado, estómago, cerebro, riñones y vejiga, por tanto, ya sabemos que se están haciendo estudios, pero aun así se siguen utilizando este tipo de elementos. ¿Cuál es la razón por la que los industriales dicen que se puede seguir usando? Se basan en el hecho de que algunos científicos expresan que las cantidades utilizadas en los preservativos son muy pequeñas como para producir daño en el cuerpo humano. Esto podría tener algún sentido si se consumieran de vez en cuando los alimentos que contienen estas sustancias, porque entonces nuestro organismo podría tener la capacidad de eliminarlas. Pero no es así, ya que la mayoría de los alimentos están siendo preservados con este tipo de químicos, lo cual, a largo plazo, producirá daño al cuerpo por efecto de acumulación.

Ingesta frecuente de colorantes artificiales. Algunos de los colorantes que se han estudiado son el amarillo número 5 y el rojo número 40. Los estudios científicos han comprobado que estos colores son cancerígenos. Si te tomas unos minutos para leer las etiquetas de las latas de muchos tipos de alimentos, dulces e incluso algunos que dicen ser naturales, te va a asombrar encontrar que muchos de ellos tienen este tipo de colores artificiales. También hay otros ingredientes que se utilizan como el BHT y el BHA, que son sustancias derivadas del petróleo, las cuales algunos estudios mencionan como agentes cancerígenos.

Quizá esto explique la razón por la cual el cáncer ha aumentado de forma alarmante en los últimos veinticinco años. Otro dato alarmante es que, hace unos años atrás, era muy raro encontrar niños con ciertos tipos de cáncer, pero ahora eso ha cambiado. Tenemos que seleccionar lo que ingerimos. Las mujeres embarazadas o en período de lactancia deben tener muy en cuenta esto.

Ahora te invito a nuestro próxima sección, en el que te explico rutinas de ejercicios que te ayudarán a tonificar tu cuerpo. Aprovecha cada ejercicio físico que hagas para mirar hacia dentro y declarar salud, fuerza y transformación interna para que así puedas reflexionar en tu interior, donde, en realidad, todo comienza.

Cómo mantener el peso después de haber seguido una dieta

Cinco reglas básicas:

Ejercicio: ajústalo a tu estilo de vida. Debes ejercitarte al menos tres veces por semana y más frecuentemente si el peso empieza a aumentar. Puedes realizar algún deporte de forma regular, opta por caminar todo lo que puedas y evita comodidades como el elevador.

Mantén tu nuevo estilo de alimentación: organiza tus menús basándote en la reducción de grasas. Podrás comer prácticamente de todo, pero ahora de forma equilibrada, en concreto equilibrando los nutrientes.

Planifica tu propia dieta: planifica todas tus opciones, no hay nada que puedas romper o revelarte contra ello, es decir, no puedes hacer trampa.

Vigila las calorías: lo importante es saber qué alimentos contienen más calorías y con qué facilidad se acumulan. Las calorías de los alimentos grasos tienen más tendencia a almacenarse como grasas que las que provienen de los hidratos.

Sé realista: el cuerpo no puede perder más peso del que es capaz. Es más saludable conseguir progresos fijos y a largo plazo, es decir, poco a poco.

Cómo recuperar tu figura después del parto

Una vez que has dado a luz, tu cuerpo ha pasado por muchos cambios. Es importante entender que, después de nueve meses, se habrán modificado la forma y la figura de tu cuerpo. Esperar que vuelva a la normalidad a los pocos días de haber dado a luz es, para la mayoría de las mujeres, una actitud poco realista. El cuerpo precisa por lo menos un año para recuperarse interiormente del todo.

La dieta

Debes alimentarte de forma sana en la nueva y desafiante situación a la que te enfrentas, la dieta tiene que ser bien equilibrada, es el único medio de asegurarte de que tu cuerpo recibe la cantidad y el tipo apropiado de nutrientes necesarios para un estado óptimo de salud.

Necesidades nutricionales

Son los alimentos necesarios para mantener, restablecer y reforzar el sistema inmunológico. Son los que dan energía, generan nuevas células y nos proporcionan salud. Algunas de ellas son: hidratos de carbono (60 %), grasas (no deben rebasar el 25 o el 30 %), proteínas (15 %), vitaminas y minerales. El agua, que constituye gran parte de nuestro cuerpo, es importante también. En tu dieta debes incluir abundante fibra, frutas frescas, verduras, legumbres y ensaladas. Debes comer dos raciones de proteínas (carne y pescado) y no productos enlatados ni congelados. Evita productos refinados tales como el azúcar, el arroz y el pan.

Opciones para adelgazar

• Sustituye la mantequilla por crema de queso baja en grasa.

• Come carne magra de pollo, pavo y pescado, y evita los productos grasos (embutidos, frituras).

• Utiliza aceite de oliva, maíz o soya. Evita la manteca y la mantequilla.

• Para las ensaladas, utiliza vinagre, aceite de oliva y hierbas aromáticas. Evita la mayonesa, las salsas y los aderezos.

• Prepara la comida a la plancha, al vapor o al microondas. Asa la carne y evita todo lo frito.

Ejercicio

Probablemente sentirás que no puedes encontrar tiempo y que te falta el entusiasmo necesario para empezar una rutina de ejercicios. Te aconsejo que, cuanto antes comiences, más fácil te será. Vas a descubrir que hacer ejercicio te da más energía y, de forma paulatina, acabará formando parte de tu rutina diaria y de tu estilo de vida.

Para tu abdomen:

Estos músculos requieren más atención que otros. Los ejercicios abdominales están destinados a la zona del estómago y te ayudarán a controlar y fortalecer estos músculos que tanto se han estirado durante el embarazo.

Para tu espalda:

Debes prestar atención a esta área. Esta región muscular ha sufrido lo suyo durante el embarazo y precisa ser fortalecida. El reflejo de unos buenos abdominales es una espalda fortalecida. Cuídala mucho.

Cardiovascular:

Caminar, correr en bicicleta o hacer ejercicio aeróbico por lo menos de 20 a 30 minutos diariamente hace que aumente tu ritmo cardíaco, además de quemar grasas almacenadas, y te ayuda a mantener un peso adecuado.

Protección y seguridad

Para hacer ejercicio, debes ir bien equipada. Debes llevar ropa holgada y calzado cómodo. Es importante usar un sostén adecuado para los pechos, ya que estos han crecido durante el embarazo. Al hacer ejercicio de forma segura, evitarás lesiones, es por ello que es necesario el «calentamiento» antes de comenzar tus ejercicios y el «estiramiento» antes y después de realizarlos. Bien importante es hidratar tu cuerpo. Tienes que tomar de 8 a 12 vasos de agua al día.

Tu aspecto físico

Una vez comiences a ejercitarte, la forma y la figura de tu cuerpo van a ir cambiando. Debes encontrar tiempo para ti misma, dedicarte de 30 a 40 minutos diariamente reportará beneficios no solamente para ti, sino para todas las personas que te rodean. Así que ¡anímate!, y comienza hoy con tu régimen de alimentación y tu rutina de ejercicios.

Dieta desintoxicante

Después de cualquier tipo de fiesta o hasta después de unas divertidas vacaciones, es recomendable desintoxicar el cuerpo del exceso de grasas, azúcar y otras variantes. Existen momentos en que debes aplicar la desintoxicación del cuerpo aunque esta no parezca necesaria, debido a que comemos y tomamos alimentos que pueden dañar permanentemente el organismo.

A continuación te presentamos una dieta que es depurativa, de reposo de la vesícula biliar y el hígado principalmente.

Lo ideal es hacer la dieta durante tres días, así que no escatimes esfuerzos cuando de desintoxicar el cuerpo se trate.

Los alimentos que introducirás a lo largo de la semana deben ser cada vez más complejos. Por las mañanas y antes de acostarte, un vaso de agua caliente con limón. Por la mañana, al cabo de una hora, el desayuno debe ser a base de fruta. Primero, pescado blanco, luego pollo, otras verduras, pasta y por último la carne, y además cocinar de forma más compleja, no solo sopas, purés y compotas. Así hasta completar una alimentación más equilibrada.

A continuación se presenta un menú de ejemplo.

Desayuno: fruta fresca (manzana, pera, melocotón, melón, uvas o albaricoques), una rebanada de pan integral con miel, té flojo o café con cereal.

Media mañana: un zumo de frutas naturales.

Comida o almuerzo: sopa de verduras. Compota de manzana con dos galletas de avena. Quizás puedas almorzar una ensalada sazonada con un poco de sal y jugo de limón, un yogurt y una fruta. O una taza de caldo vegetal, unas pocas espinacas hervidas y unos dátiles o higos secos.

Merienda: zumo de frutas naturales.

Cena: zumo de zanahoria, remolacha y apio (es la mejor verdura para la vesícula), arroz integral y compota de manzana. Tal vez desees cenar una taza de caldo vegetal, un poco de verdura y fruta.

Antes de dormir: una infusión de diente de león.

Alimentos que limpian

Mantén tu organismo libre de toxinas, incluyendo en cada comida al menos uno de estos alimentos que barren las impurezas de tu cuerpo.

Berros: es una excelente fuente de minerales, betacarotenos y vitaminas C y E. Son utilizados por la medicina tradicional para tratar problemas renales y hepáticos. La forma más eficaz de la planta es el jugo, bébelo para acelerar tu proceso de desintoxicación.

Panes y cereales integrales: funcionan como una esponja, absorbiendo y eliminando toxinas del intestino. Son ricos en vitamina B, fundamental para obtener energía, mantener sano el sistema nervioso y la piel, oxigenar las células y estimular la circulación. Mantienen sano el tracto digestivo y protegen contra parásitos intestinales.

Manzana: es una de las frutas más depurativas, gracias a su capacidad absorbente y su fibra ayuda a la higiene intestinal, eliminando sustancias nocivas. Su jugo elimina las toxinas y reduce el colesterol.

Cebolla: sobre todo si la consumes cruda, reduce la tensión arterial, controla el colesterol, evita la acumulación de grasa en la sangre y combate infecciones respiratorias. Ejerce una función depurativa favoreciendo el funcionamiento del hígado y la vesícula biliar, eliminando líquidos, purificando la sangre e incrementando el calor corporal.

Aceite de oliva virgen: es antioxidante, reduce el colesterol malo y el azúcar en la sangre. Tiene efectos que previenen el cancer y previene trastornos cardiovasculares. Favorece la digestión, mejora la función del hígado, estimula la vesícula biliar, beneficia la dinámica intestinal y combate el estreñimiento, todos estos son procesos ligados a la depuración.

Uvas: contienen antioxidantes que protegen a las células de trastornos degenerativos. Haz el siguiente régimen desintoxicante de cuatro días: toma 750 gramos de uvas y medio litro de jugo natural de uvas, diluido en igual cantidad de agua a lo largo del día. Los tres días siguientes consume un kilo de uvas y medio litro de jugo diluido en agua. Verás como aceleras los procesos purificadores de tu organismo.

Apio: tiene virtudes cardiocirculatorias y un gran efecto depurativo. Elimina el ácido úrico y los residuos tóxicos, protege al riñón y la vejiga de la formación de cálculos. Limpia las vías urinarias y contiene mucha fibra, útil para acelerar el tránsito intestinal.

Melocotón: rico en vitamina C y potasio, regula la tensión arterial y elimina los líquidos retenidos, estimulando la función eliminadora de los riñones y reduciendo el riesgo de infecciones urinarias. Tiene un efecto laxante suave y limpia la vesícula biliar.

Espárrago: su fibra favorece el tránsito intestinal, equilibra los líquidos y los minerales en el organismo y previene alteraciones metabólicas. Contiene abundante potasio, que favorece la eliminación de toxinas acumuladas a través de la orina. Se aconseja en problemas renales o hepáticos.

Limón: es un remineralizante y antioxidante que mejora la calidad de la sangre limpiándola de toxinas. Es un excelente diurético que elimina compuestos tóxicos a través de la orina. Mejora la mala digestión y favorece el trabajo hepático.

Los diez mejores consejos de nutrición de *Body-for-Life*

About the Author: Hill Phillips, 38, has helped hundreds of thousands of people, from all walks of life, build leaner, stronger bodies and enjoy healthier, happier lives. His Program for renewing physical and mental strength is shared in the # 1 New York Times best-selling book *Body-for-LIFE*. With more than four million copies sold and over four years on the bestseller list, *Body-for-LIFE* has become the most popular and successful book of its kind.

Phillips has received many honors for his work including the Make-A-Wish Foundation's© highest award. He was also honored by Paul Newman and the late John F Kennedy, Jr., as one of America's most generous business leaders. The United States

Junior Chamber of Commerce honored Phillips in January 2000 as one of Ten Outstanding Young Americans. Bill was also chosen to help carry the Olympic torch on its relay across America for the 2002 Winter Olympics in Salt Lake City.

And now, Bill Phillips has created *Eating for Life* to help inspire and guide even more people to improve their health and lift their quality of life to new heights.

El entrenamiento físico regular solo, sin una alimentación adecuada, no es suficiente para transformar tu cuerpo y mantenerlo en óptimas condiciones, el hecho de que entrenes no te da la opción de comer de todo tipo de comida y en cantidades exageradas.

A continuación te ofrecemos los 10 mejores consejos nutricionales:

1) Hacer seis comidas al día. Si has estado dándole seguimiento a los tipos de avisos nutricionales de «cómo contar o reducir calorías» al día con la esperanza de bajar esas libras de más alrededor de tu estómago, te tengo la noticia de que esto podría ser reversible. De acuerdo con los científicos de la Universidad de Georgia, gente activa que consume pocas calorías y come infrecuentemente (solo tres veces al día) puede estar entrenando su cuerpo y no está teniendo en cuenta los niveles de energía que se pueden almacenar en forma de grasa.

2) Combina carbohidratos y proteínas en cada comida. Es un simple hecho, el cuerpo humano trabaja mejor con esta combinación. No solamente es la proteína esencial para construir un músculo saludable y mantener el sistema inmunológico fuerte, sino que también estabiliza los niveles de insulina. Ha sido demostrado que comer proteínas reduce el apetito, por ende, evita ingerir un plan nutricional alto en carbohidratos y comienza con un nuevo plan con la combinación de ambos.

3) Escoge la porción apropiada. Según las estadísticas de USDA, debido al incremento del tamaño y las porciones de comida, el *average* total del consumo diario de calorías había sido aumentado de 1.854 calorías a 2.002 calorías en los últimos veinte años. Este incremento de 148 calorías por día, teóricamente, se convirtió en un aumento de 15 libras todos los años. Las porciones de comida son importantes para manejar el peso.

4) Planifica tus comidas anticipadamente. Adquiere una cantidad de vegetales frescos y frutas, escribe en tu plan nutricional qué tipos de alimentos quieres consumir durante las próximas tres o cuatro semanas. Escoge siempre un día a la semana para darle el gusto a tu paladar ingiriendo cualquier tipo de merienda que no esté en tu plan nutricional.

5) Consigue envases plásticos para almacenar tus comidas. Compra envases pequeños y botellas para almacenar agua, jugo u proteínas. Lleva tu comida preparada a tu destino (escuela, trabajo, etcétera) para que puedas consumirla durante el día o la noche.

6) Toma 10 vasos de agua diariamente. El agua es importante para mantenerse hidratado cuando se realiza una rutina de entrenamientos físicos, una buena nutrición y un programa de suplementos vitamínicos. Toma por lo menos un vaso de agua en cada una de las 6 comidas y 4 más a lo largo del día. Si ocasionalmente tomas café, té o sodas de dieta, deberás tomar agua adicional para contrarrestar el efecto diurético que te ocasionarán estas debidas.

Escoge la porción apropiada, planifica tus comidas anticipadamente.

7) No comas antes o después del entrenamiento. Si puedes, realiza tus ejercicios por la mañana con tu estómago vacío para acelerar al máximo la quema de calorías. Espera una hora después de haber entrenado para aumentar los niveles y la cantidad de calorías consumidas después del ejercicio.

8) Usa suplementos de alta calidad. Estos suplementos ayudan en caso de alguna deficiencia nutricional y te mantienen en óptimas condiciones. Cuando vayas a invertir en productos, asegúrate de que las compañías inviertan y hagan extensos estudios e investigaciones para maximizar su eficacia.

9) Encuentra tu razón emocional para estar en buenas condiciones físicas. Investigadores de la Universidad de George Washington descubrieron que personas exitosas transformaron su físico por alguna «Motivación Emocional» que los ayudó a transformar sus vidas y la razón de hacerlo.

En ese estudio, los investigadores encontraron que cualquier acontecimiento que sacara emociones fuertes tales como la vergüenza o el miedo inspiraron a gente que realmente transformó su cuerpo para verse mejor. Toma un momento para considerar tu inteligencia emocional para usarla como tu tarea en el programa de nutrición.

10) Mantén tu constancia. Puedes estar seguro de que habrá ocasiones en que algunas comidas o meriendas no estarán en tu programa de alimentación, pero no te desanimes, cuando estés en un momento similar, no te sientas mal, disfruta con moderación y continúa más adelante con tus metas.

Beneficios de una dieta sana

Una dieta saludable es una de las formas más importantes con las que puedes mantener un estilo de vida activo y protegerte contra los problemas de salud. Una alimentación saludable aumenta los niveles de energía anímica y física, mejora la manera en que tu cuerpo funciona, refuerza el sistema inmunológico e impide que aumentes de peso.

Una dieta saludable te ayuda a:

- Satisfacer tus necesidades nutricionales. Una dieta variada y equilibrada proporciona los nutrientes que necesitas a fin de evitar las deficiencias nutricionales. Otros elementos no nutrientes, como la fibra, también son necesarios para una dieta saludable.
- Prevenir y tratar ciertas enfermedades. Una alimentación sana puede prevenir el riesgo de

desarrollar ciertas enfermedades como el cáncer y las enfermedades del corazón. También es útil para el tratamiento de la diabetes y la presión arterial alta. Una dieta especial puede reducir los síntomas y ayudarte a mejorar la gestión de una enfermedad o condición.

- Disfrutar de la vida. La comida es el pilar de muchos eventos sociales y culturales. No solo proporciona la nutrición, también ayuda a facilitar las conexiones entre las personas. Cocinar comidas frescas y sanas también puede ser una agradable manera de pasar el tiempo, ya sea por tu cuenta o en compañía.
- Sentirte lleno de energía y controlar tu peso. Una dieta sana te ayuda a sentirte mejor, tener más energía y combatir el estrés.

Guía fundamental de la alimentación saludable

No saltes comidas. Planifica tus comidas y tus meriendas de cada día. Para una alimentación saludable, si tu peso es normal, podrás disfrutar de tres comidas y dos pequeños meriendas entre comidas si tienes hambre.

Aprende métodos sencillos para preparar los alimentos. Comer sano no tiene por qué significar complicado de cocinar. Haz platos de fácil preparación, come más alimentos crudos, como ensaladas y zumos de verduras, y céntrate en el placer de comer alimentos sanos en lugar de acumular calorías.

Evita comer demasiado azúcar. Si te siente cansado por la tarde, ingiere frutas, verduras o una merienda rica en proteínas en lugar de dulces, que en realidad te quitan energía.

Haz caso a tu cuerpo. Deja de comer cuando te sientas satisfecho. Esto te ayudará a permanecer despejado, relajado y sentirte mejor.

Excusas o remedios temporales utilizados para perder peso

Sé que muchas personas han tratado de bajar de peso de muchas maneras de forma rápida y fácil, experimentando cantidad de métodos tales como dietas especiales, infusiones, pastillas mágicas, geles, fajas quitagrasa, comer una sola vez al día... si siguiera mencionando cosas que escucho todos los días, no terminaría nunca.

Todavía creemos que la solución a nuestro problema de obesidad se encuentra en un bisturí: la cirugía estética, como la abdominoplastia o la liposucción, solo son también soluciones temporales. Excepto algunos casos, en los que sí se requiere la ayuda de un médico, en el 95 % de las ocasiones, las personas no necesitan cirugía, sino actividad física y mejorar su estilo de vida.

Es muy fácil gastar miles de dólares en un cirujano médico que te reduzca en cuestión de horas tu grasa abdominal y también tu bolsillo, y te asegure que en algunas semanas estarás de nuevo en tu trabajo, que quede claro, no estoy en contra de la cirugía estética siempre y cuando sea necesaria, lo que quiero decir es que, en muchos casos, la persona puede hacerlo con un buen programa de nutrición y ejercicio, lo difícil es sacar unas horas a la semana para dedicártelas a ti mismo y realizar una actividad física. Es muy difícil levantarse a las cuatro de la mañana y salir a realizar la rutina de ejercicios. O, si ya posees alguna máquina de ejercicios en tu casa y no la utilizas, somos muchos a los que nos sucede lo mismo, tenemos las herramientas en nuestras casas y, por vagancia o cansancio después de llegar de nuestros trabajos, no las utilizamos, entiendo que la casa no es lugar más indicado para hacer ejercicio: para realizar actividad física, por las innumerables interrupciones que suceden con las labores que se ejecutan en el hogar, búscate un lugar adecuado para que tu programa pueda funcionar y le puedas sacar el mayor provecho posible.

Estudiantes disciplinados y no muy disciplinados

En mi trabajo como entrenador personal y consultor nutricional me ha tocado entrenar a muchas personas de todas la edades y con diferentes objetivos y metas, de las cuales muchos han seguido al pie de la letra mis indicaciones y han logrado sus metas con mucho éxito, pero ha habido otros clientes que no lograron sus objetivos debido a que me decían que hacían o comían según los parámetros establecidos, pero no veían resultados. Por darte un ejemplo, te voy a contar una anécdota que me sucedió con una pareja de esposos de edad madura que me decía: Pero, señor Frank, he seguido sus consejos nutricionales y siempre vengo a mis programas de ejercicios con usted y no he bajado ni una libra de peso y ya han pasado más de dos meses sin resultado alguno, estamos frustrados, ¿qué debemos hacer? Les respondí: Algo anda mal en ustedes. Les aconsejé ir a su médico y realizarse unos análisis médicos, pero al cabo de un tiempo todos los resultados salieron bien, lo que descartó cualquier problema de salud, me quedé con algunas dudas sobre su estilo de vida y alimentación, luego de varias semanas decido ir al cine con mi esposa y de repente veo a alguien conocido entrando a la sala del cine en compañía de su esposa, eran mis clientes que llegaban cargados de unas bolsas de pop-corn y unos vasos de bebidas carbonatadas, en ese preciso instante pensé en presentarme frente a ellos, pero mi esposa me indicó que no los interrumpiera, que los dejara que disfrutaran sus deliciosos manjares y así fue, esperamos que se terminara la película y nos fuimos al punto en el que ellos se encontraban, todavía tenían sus meriendas en sus manos, me acerco a ellos y los saludo: ¡Hola!, ¿cómo están? No me pudieron contestar el saludo, se quedaron mudos de la impresión al vernos. Les comenté en forma de broma: Ahora sé por qué ustedes no bajan de peso ni tampoco ven resultados, veo que no llevaron mis encomiendas y consejos nutricionales.

Este es un ejemplo de muchos que vivo día a día, con clientes que se engañan ellos mismos sin nunca imaginar que en algún centro comercial o restaurant nos podemos encontrar sin previo aviso, solo son cosas del destino.

No te boicotees a ti mismo, haz tu proposición de tu meta de mejorar tu salud de una manera seria y responsable, de eso se trata la vida, nosotros los entrenadores personales solo queremos ayudarte y llevar tu salud a otro nivel de bienestar. ¡Hazlo ya!, Comienza un plan, llévalo a cabo, toma acción, que tu salud te lo agradecerá.

Comida rápida y exceso de calorías

Con el paso de los años, nos hemos convertido en una sociedad de consumo de comida rápida (fast food, buffet, salad bar), tanto a nivel individual como a nivel de sociedad (estilos de vida).

Nos concentramos en el premio instantáneo, en las recompensas inmediatas, en comer de todo y en grandes cantidades, sin pensar en las calorías extras que le estamos sumando a nuestro cuerpo, las libras de más, como si fuera la última comida de nuestra vida, así qué fácil es aumentar de peso y qué difícil bajarlo.

¿Por qué aumentamos de peso? Hay muchos factores, entre los más importantes está el consumo exagerado de calorías, añadimos más de las que consumimos, es matemática básica: si sumas y sumas y no restas, por ende aumentas; al contrario, si gastas más calorías de las que consumes, entonces bajas de peso. Así de sencillo, se ve fácil, pero en realidad no sucede así, tenemos que hacer reajustes en nuestro diario vivir y escoger los alimentos y las porciones adecuados que vayan con nuestro peso y nuestro estilo de vida.

Desde muy pequeños nos enseñaron que teníamos que comernos toda la cantidad de comida servida, dejar el plato limpio, esa cultura viene de nuestros abuelos, y nuestros padres heredaron esa misma cultura y les inculcan esa misma filosofía errónea de alimentación a sus hijos, con la excusa de que si no comes te muere y si comes poco, también. En cambio, si luces gordito, estás saludable. Hoy en día, según los avances de la medicina, la obesidad en adultos y niños será la pandemia del siglo XXI.

Te sugiero, solo por algún tiempo, que no asistas a lugares en los que te sirvas la comida tú mismo porque, si no tienes control sobre ti mismo al servirte, acabarás comiéndote todo el buffet. Este sistema de ventas de comidas sin control contribuye a la obesidad tanto en los adultos como en los niños (a menos que sepas elegir tus alimentos y las porciones y sabes cuándo parar de comer, no hacerlo por gula).

Estamos acostumbrados a comer a todas horas del día o de la noche, cantidades extremas de comida sin medir las consecuencias en la salud a corto y largo plazo.

Bajar de peso

¿Por qué algunas personas logran bajar de peso y otras no?

¿Por qué algunas personas tienen éxito y otras fracasan?

¿Por qué el 90 % de las personas no llegan a alcanzar sus objetivos?

El éxito depende de que estés dispuesto a hacer lo que otros no están dispuestos a hacer, correr la milla extra, sacrificarte; el día que pongas esa voluntad en acción, habrás dado el primer paso hacia el éxito, ¡la palabra importante es ahora!

El éxito no depende de tu pasado ni de tu presente, el éxito comienza cuando estás dispuesto a hacer lo que otras personas no están dispuestas a hacer.

¿Cuántas veces has decidido bajar de peso y te has dado cuenta de que, al cabo de tres meses, no has bajado ni una onza?

¿Cuántas veces has decidido dejar de fumar y al día siguiente volviste a encender otro cigarrillo? Hay que hacer el máximo esfuerzo para que puedas lograr tus objetivos, comienza por limpiar tu nevera, saca todo lo que tienes en ella, desde la leche regular, quesos, postres, mantecados, dulces, refrescos de soda. Haz lo mismo con tu closet de la cocina en el que guardas tu compra, regala a tus amistades o familiares todos los alimentos enlatados que contengan preservativos, como sopas y embutidos.

Luego llena tu nevera con alimentos frescos, como vegetales frescos, jugos de frutas naturales, ensaladas verdes, leche sin grasa, yogures, papas, condimentos naturales, carnes blancas y pescado; de igual manera, en tu closet almacenarás solamente productos como atún, granos, aceite de oliva, adobo natural, cereales, avena, harina de trigo y pasta. Haz también lo mismo con tu closet de ropa, regala la que te quede grande, no compres más ropa nueva, usa la que te quede apretada para obligarte a bajar esas pulgadas y libras de más que te molestan y no te dejan vivir cómodamente.

En cambio, llena tu closet de ropa deportiva, tenis para caminar, sudaderas, pantalones de ejercicios, camisetas de algodón que absorban el sudor. Si vas a ejercitarte en el exterior, trata siempre de hacerlo bien temprano en la mañana o en la tarde en la caída del sol, nunca camines solo, ve acompañado de otra persona que te haga compañía y lánzate a la aventura de una vida saludable.

Hidratación corporal

El agua es una molécula con un extraño comportamiento que la convierte en una sustancia diferente a la mayoría de los líquidos, posee una manifiesta reaccionabilidad y unas extraordinarias propiedades químicas y físicas que son responsables de su importancia biológica.

A lo largo del tiempo, los organismos se han adaptado al ambiente acuoso y han desarrollado sistemas que les permiten aprovechar las inusitadas propiedades del agua. Esta se considera el nutriente esencial. Es el medio en el que se realizan todas las actividades químicas que tienen lugar en el cuerpo. Sirve como sustancia reguladora.

Funciones del agua

Las funciones del agua se relacionan íntimamente con las propiedades anteriormente descritas. Se podrían resumir en los siguientes puntos:

- Soporte o medio en el que ocurren las reacciones metabólicas.
- Amortiguador térmico.
- Transporte de sustancias.
- Lubricante, amortiguador entre órganos.
- Favorece la circulación.
- Da flexibilidad y elasticidad a los tejidos.
- Puede intervenir como reactivo en reacciones del metabolismo.

En el agua de nuestro cuerpo, tienen lugar las reacciones que nos permiten estar vivos. Forma el medio acuoso en el que todos los procesos metabólicos ocurren en nuestro organismo.

Esto se debe a que las enzimas (agentes proteicos que intervienen en la transformación de las sustancias que se utilizan para la obtención de energía y síntesis de materia propia) necesitan de un medio acuoso para que su estructura tridimensional adopte una forma activa.

El agua, una molécula simple y extraña, puede ser considerada el líquido de la vida. Es la sustancia más abundante en la biosfera, donde la encontramos en sus tres estados, y es además el componente mayoritario de los seres vivos, pues entre el 65 % y el 95 % del peso de la mayor parte de las formas vivas es agua.

Necesidades diarias de agua

El agua es imprescindible para el organismo. Por ello, las pérdidas que se producen por la orina, las heces, el sudor y a través de los pulmones o de la piel han de recuperarse mediante el agua que bebemos y la contenida en las bebidas y los alimentos.

Es muy importante consumir una cantidad suficiente de agua cada día para el correcto funcionamiento de los procesos de asimilación y, sobre todo, para el de eliminación de residuos del metabolismo celular.

Situaciones en las que debe incrementarse la cantidad de agua ingerida:

- Al practicar ejercicio físico.
- Cuando la temperatura del ambiente es elevada.
- Cuando tenemos fiebre.
- Cuando tenemos diarrea.

Gracias a la elevada evaporación del agua, podemos regular nuestra temperatura, sudando o perdiéndola por las mucosas, cuando la temperatura exterior es muy elevada, es decir, contribuye a controlar la temperatura corporal mediante la evaporación a través de la piel.

Recomendaciones sobre el consumo de agua:

Si consumimos agua en grandes cantidades durante las comidas o después de ellas, disminuimos el grado de acidez en el estómago al diluir los jugos gástricos.

Esto puede provocar que las enzimas que requieren un determinado grado de acidez para actuar queden inactivas y se haga más lenta.

Las enzimas que no dejan de actuar por el descenso de la acidez pierden eficacia al quedar diluidas. Si las bebidas que tomamos con las comidas están frías, la temperatura del estómago disminuye y la digestión se hace aún más lenta.

Como norma general debemos beber en los intervalos entre comidas, entre dos horas después de comer y media hora antes de la comida. Está especialmente recomendado beber uno o dos vasos de agua al levantarse. Así conseguimos una mejor hidratación y activamos los mecanismos de limpieza del organismo.

En la mayoría de las poblaciones, es preferible consumir agua mineral, de un manantial o de una fuente de confianza a usar agua del grifo. El ser humano necesita unos tres litros de agua al día como mínimo, de los que la mitad aproximadamente la obtiene de los alimentos y la otra mitad la debe consumir bebiendo.

En situaciones normales, nunca existe el peligro de tomar más agua de la cuenta, ya que la ingesta excesiva de agua no se acumula, sino que se elimina.

Contaminación del agua y la salud

El agua, al caer con lluvia por el enfriamiento de las nubes, arrastra impurezas del aire. Al circular por la superficie de capas profundas, se le añaden otros contaminantes químicos, físicos o biológicos. Puede contener productos derivados de la disolución de los terrenos como calizas, yeso, anhidrita, sal, cloruro potásico, silicatos, oligoelementos, nitrato, hierro, potasio, cloruros y fluoruros, así como materias orgánicas.

Hay, pues, una contaminación natural, pero, al mismo tiempo, puede existir otra muy notable de procedencia humana, por actividades agrícolas, ganaderas o industriales, que sobrepasa la capacidad de autodepuración de la naturaleza.

Los márgenes de los componentes permitidos para el consumo humano vienen definidos en los «componentes de potabilidad», regulados en la legislación. Ha de definirse que hay otra reglamentación específica para las bebidas envasadas y las aguas medicinales.

Para abastecimientos en condiciones de normalidad, se establece una dotación mínima de 100 litros por habitante y día, pero no ha de olvidarse que hay núcleos en los que, por las especiales circunstancias de desarrollo y asentamiento industrial, se pueden llegar a necesitar hasta litros, con flujos diferentes según ciertos segmentos horarios.

Hay componentes que definen unos «caracteres organolépticos», como color, turbidez, olor y sabor, y hay otros que definen como «caracteres físico-químicos», como temperatura, hidrogeniones, pH, conductividad, cloruros, sulfatos, calcio, magnesio, sodio, potasio, aluminio, dureza total, residuo seco, oxígeno disuelto y anhídrido carbónico libre.

Todos estos caracteres deben ser definidos para poder utilizar con garantías un agua en el consumo humano y de acuerdo con la legislación vigente, tenemos los llamados Nivel-Guía y la Concentración Máxima Admisible (CMA).

Otro listado contiene «otros caracteres» que requieren especial vigilancia, pues traducen casi siempre contaminaciones del medio ambiente generadas por el propio hombre y se refieren a nitratos, nitritos, amonio, nitrógeno (excluidos NO_2 y NO_3), oxidabilidad, sustancias extraíbles, agentes tensoactivos, hierro, magnesio, fósforo y flúor, y deben estar ausentes materias en suspensión. Otro listado identifica los «caracteres relativos a las sustancias tóxicas» y define la concentración máxima admisible para arsénico, cadmio, cianuro, cromo, mercurio, níquel, plomo, plaguicidas e hidrocarburos policíclicos aromáticos. Todos estos caracteres se acompañan de mediciones de otros que son los «microbiológicos» y los de «radioactividad», y así se conforma una analítica para definir, en principio, una autorización para consumo humano. Lógicamente, también contiene nuestra legislación la referencia a los «Métodos analíticos para cada parámetro».

Pese a las características naturales de las aguas destinadas para el consumo humano y dado su papel como mecanismo de transmisión de importantes agentes microbianos que desencadenan enfermedades en el hombre, «en todo caso se exige» que el agua destinada a consumo humano, antes de su distribución, sea sometida a un tratamiento de desinfección.

Al ser un recurso imprescindible para la vida humana y agrícola, una contaminación a partir de cierto nivel cuantitativo o cualitativo puede plantear un problema de salud pública.

Hidratación corporal y práctica de ejercicios físicos

Mantener unas reservas adecuadas de agua corporal es extremadamente importante para la regulación de la temperatura, la función cardiovascular y el rendimiento físico.

La sangre (5 o 6 litros) es necesaria para el suministro de oxígeno y nutrientes a los músculos que trabajan. Asimismo, es indispensable para el transporte de calor desde los músculos hacia la piel, donde la evaporación del agua en el sudor ayuda a disparar el calor hacia el ambiente. Si los fluidos perdidos a través del sudor, la producción de orina y otros medios no son reemplazados con el consumo de otros líquidos, el hombre muere por deshidratación en pocos días. En las competiciones deportivas, un inadecuado suministro de sangre a los músculos o una excesiva acumulación de calor debido a una disipación insuficiente disminuyen el rendimiento físico y originan enfermedades por calor.

Cuando el cuerpo posee reservas normales de agua, se considera que está en *euhidratación*. La *hipohidratación* es el estado de fluidos reducidos y, en la *hiperhidratación,* hay más agua de lo normal. El término *deshidratación* se refiere a la reducción más o menos rápida del agua corporal, en la que el cuerpo progresa desde un estado de euhidratación a uno de hiperhidratación. Por ejemplo, un jugador de fútbol que sea incapaz de restituir las pérdidas de sudor durante el juego se deshidratará gradualmente. La tasa de sudoración puede ser de dos litros por hora o más en atletas que compiten a altas intensidades en climas calientes. La producción de un litro de sudor por hora es común en climas templados. En deportes como la lucha, el judo, el remo de peso ligero y el boxeo, los atletas se deshidratan hasta un 5 % o más para clasificar y competir en categorías inferiores a su peso corporal. Además, mucha gente no reemplaza sus pérdidas de fluidos corporales debido a un inadecuado deseo de beber. Indudablemente, muchos atletas comienzan sus competencias en un estado de hipohidratación, bien sea debido a fallas en la reposición de los fluidos perdidos en los entrenamientos o competiciones previas, o que ellos se han propuesto estar deshidratados. Por lo tanto, parece intuitivamente obvio que deberían tomar cantidades abundantes de fluidos antes del ejercicio si desean rendir bien y reducir el riesgo de enfermedades por calor.

Alrededor del 60 % de la masa corporal del hombre es agua, esto representa 42 litros en una persona que pesa 70 kilogramos.

Si las reservas de agua corporal están normales antes del ejercicio, entonces parece razonable pensar que el incremento de los fluidos del cuerpo, por ejemplo, producir hiperhidratación, podría incrementar la función cardiovascular y la termorregulación, por lo tanto, esto ayudaría a incrementar el rendimiento físico. Según David Lamb, Ph. D. (Escuela de Actividad Física y Servicios Educacionales de la Universidad del Estado de Ohio) y Abdiel Helmy Shehata, Ph. D. (Departamento de Fisiología del Ejercicio de la Universidad Helwan, El Cairo, Egipto), los beneficios y las limitaciones de la prehidratación en atletas son los siguientes.

Cuando es imposible ingerir suficientes líquidos durante el ejercicio, el aumento de las reservas de agua corporal y el mantenimiento de una óptima hidratación a través de la ingesta de líquidos momentos antes del ejercicio incrementan la función cardiovascular y la regulación de la temperatura. Para garantizar un estado de hidratación el día antes de la competición, es recomendable ingerir 500 ml (dos vasos) de fluidos antes de dormir y, por lo menos, otros 500 ml (dos vasos) al despertarse en la mañana. Luego se deben ingerir otros 500 a 1.000 ml alrededor de una hora antes y 250 a 500 ml adicionales veinte minutos antes del ejercicio. Esto permitirá «rellenar» las reservas de fluidos en la mayoría de los casos.

El tipo de fluidos ingerido antes del ejercicio es importante. Las soluciones que contienen carbohidratos para suministrar energía y pequeñas cantidades de cloruro de sodio (para mantener el estímulo de la sed y reducir la formación de orina) ofrecen más efectos benéficos que el agua sola. La adición de glicerol a la bebida de hidratación antes de la bebida de carbohidratos y electrolitos, antes de una carrera sobre la máquina de caminar, es mejor que el agua en recuperar la función cardiovascular y la regulación de la temperatura, deteriorada después de una deshidratación aguda después del ejercicio.

En resumen, cuando se empieza la actividad física en estado de hipohidratación, es muy probable que la función fisiológica y el rendimiento sean afectados adversamente. La recuperación parcial de los fluidos corporales antes que el ejercicio comience puede reducir estos riesgos. De la misma manera, deben ser consumidos más fluidos de los que se han perdido en una deshidratación previa si se quiere alcanzar un estado de euhidratación. Finalmente, las bebidas que contienen sodio y carbohidratos son más eficaces que el agua en restablecer el agua corporal.

Los atletas y otros que comienzan la actividad física con un volumen de agua corporal inferior al normal son más propensos a experimentar efectos adversos en su función cardiovascular, la regulación de la temperatura y el rendimiento físico.

Parte III: Ejercicios

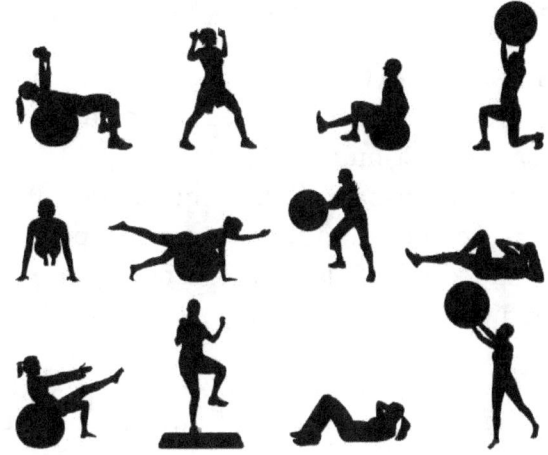

El ejercicio y la pérdida de peso

La mayoría de las veces, hacemos ejercicio para perder peso, pero muchas veces nos quejamos porque no obtenemos los resultados que esperamos y hasta nos decepcionamos. Incluso algunas personas dicen que aumentan de peso cuando empiezan un programa de ejercicios, ¿por qué será?

Cuando queremos perder grasa corporal, debemos crear un déficit de calorías, lo que significa que debemos quemar más calorías de las que ingerimos. Sin embargo, usualmente aumentar la actividad física nos abre el apetito y comemos más cuando hacemos ejercicio.

En cuanto a los caballeros, cuando empezamos a hacer ejercicio, tenemos más posibilidad de perder peso que las damas, esto se debe a que tenemos más cantidad de tejido muscular que las mujeres; en cambio, a ellas se les hace más difícil perder peso porque tienen menos tejido muscular que los caballeros y, por ende, queman menos calorías.

También hay que tener en cuenta que, incluso si aumentamos de peso, podemos estar perdiendo grasa corporal. El músculo pesa más que la grasa y ocupa menos espacio. Es importante prestarle atención a cómo te queda la ropa: posiblemente peses más, pero la ropa te quede mejor; definitivamente, es una señal de que vas por buen camino.

También puedes medirte, usa una cinta métrica para tomar tus medidas de pecho, cintura, caderas, brazos y muslos, y vuelve a medirte cada cuatro semanas, también tómate varias fotos para ver el progreso. Si estás perdiendo centímetros, pulgadas o porcentaje de grasa corporal, es que lo estás haciendo bien.

Sin embargo, si has aumentado de peso y no has reducido tu talla, es momento de analizar cuidadosamente tu dieta, probablemente creas que estás ingiriendo menos calorías, pero la única forma de saberlo es haciendo un diario de lo que comes cada día. Después analízalo para ver qué puedes eliminar, puedes empezar con los refrescos, los jugos, el alcohol y los alimentos altos en sodio.

De hecho, si después de varias semanas de ejercicio y de comer saludablemente no pierdes peso, no te frustres ni te des por vencido, al contrario, concéntrate en los beneficios inmediatos del ejercicio: te sentirás con más energía, dormirás mejor, te sentirás más ágil, tu cuerpo estará más fuerte, con menos tensión, y tendrás más confianza en ti. El ejercicio va más allá de una pérdida de peso y una apariencia, hazlo y disfrútalo al máximo.

Cuando te sientas que no quieres seguir esforzándote, recuerda que lo que hagas (o no) ahora afectará tu calidad de vida futura. Si haces ejercicio hoy, mañana evitarás muchas condiciones de salud que te alargarán tu vida saludable durante muchos años más ¡anda! ¡muévete! si lo haces ahora, no te arrepentirás.

Síndrome de la flacidez en brazos y piernas en la mujer

Son muchos los factores que contribuyen a que la gran mayoría de las féminas padezcan de esta condición, que yo he bautizado como el «síndrome de la flacidez» y muchas veces se debe a la falta de ejercicio de resistencia muscular. El sedentarismo es la principal causa y posiblemente alguna falta de ingesta de proteínas en su alimentación.

Otros factores podrían ser genéticos o hereditarios, pero también, con el paso de los años, el sistema muscular comienza a decaer por el efecto de la gravedad, ¿Qué podemos hacer? El primer paso que tenemos que seguir es determinar si lo queremos hacer y tomar acción y buscar orientación sobre qué programa de ejercicios es el más adecuado para nosotros.

No hay pastilla mágica ni ningún producto milagroso que te prometa que va a tonificar tu figura en una o dos semanas; un buen programa de acondicionamiento físico te ayudará a resolver tu problema de flacidez. Hay algunos casos en los que la flacidez es muy excesiva, en esa circunstancia debes acudir a un cirujano plástico. Luce con orgullo unos brazos y unas piernas tonificadas que te harán sentirte más joven y renovada, recuerda que el cuerpo humano, si no se ejercita correctamente y a tiempo, perderá todos sus atributos.

Rutina de estiramientos

Estiramiento del hamstring (parte posterior de la pierna)

Acuéstate boca arriba sobre el piso, levanta una pierna en posición recta, llévala poco a poco hacia tu cuerpo, sentirás un poco de dolor en la parte de atrás de la pierna, luego hazlo con la otra pierna.

Luego realiza el mismo ejercicio, pero con la pierna doblada, igualmente hacia tu cuerpo, hazlo con una pierna primero y con la otra después.

Estiramiento de la espalda baja y el hamstring

Siéntate en el piso con las piernas separadas y trata de bajar tu cuerpo en medio de las dos piernas, baja poco a poco hasta que sientas el estirón, luego gira tu cuerpo y trata de pegar tu cabeza a tu rodilla izquierda, baja poco a poco y repite el mismo movimiento hacia tu rodilla derecha.

Estiramiento de cintura

En la misma posición sentado, gira tu cintura hacia tu izquierda y luego a tu derecha hasta donde tu cuerpo te lo permita.

Estiramiento de hombros y tríceps

Este ejercicio lo puedes hacer de pie: levanta el codo izquierdo; con tu otro brazo, empújalo hacia atrás suavemente; luego haz lo mismo con el otro brazo.

Para el estiramiento de **hombros,** estira por completo tu brazo izquierdo hacia el lado contrario del cuerpo y, con tu otra mano, empuja tu brazo estirado por el codo, sentirás el estirón de tu hombro izquierdo; luego haz lo contrario con el otro brazo para estirar el hombro derecho.

Nota: antes y después de cada rutina de ejercicios, debemos realizar estiramientos para así evitar cualquier lesión muscular y rigidez en las articulaciones.

Cinco razones importantes para levantar pesas

Levantar pesas es una decisión muy inteligente.

Por qué es importante levantar pesas

Las personas que comienzan a levantar pesas con regularidad te dirán que se sienten mucho más saludables, fuertes y llenas de energía. Existe mucha evidencia sólida que indica que los ejercicios para fortalecer la musculatura sirven para todo eso y mucho más. Lo más probable es que por lo menos una de las siguientes razones te lleve a levantar un poco de hierro.

Adquiere fuerza para la vida cotidiana. Las personas que no hacen ejercicio pierden entre el 30 y el 40 % de su fuerza hacia los sesenta y cinco años, y hacia los setenta y cuatro ya suelen no ser capaces de levantar un objeto que pese más de cinco kilos, como un perro pequeño o un cesto lleno de basura. Esos cambios son una consecuencia normal del envejecimiento. Son el resultado de la negligencia... de experimentar la vida sedentaria desde una silla reclinable frente a la televisión o desde el asiento del automóvil. Si no se utilizan los músculos, simplemente se atrofian. Este descenso gradual puede comenzar antes de cumplir los treinta años. Por fortuna, la fuerza es una de las habilidades físicas más fáciles de conservar a medida que se envejece; sin duda, es mucho más lo que se puede hacer para evitar la pérdida de fuerza que para impedir las arrugas y la disminución de la visión.

Un estudio, que incluyó hombres de hasta noventa y seis años de edad, reveló que, levantando pesas, la mayor parte de las personas de edad pueden por lo menos doblar, si no triplicar, la fuerza de su musculatura.

Así pues, si casi nunca levantas algo más pesado que un teléfono celular, es hora de fortalecer los músculos lo suficiente como para afrontar el mundo real. Una mayor fuerza se necesita para desenroscar la tapa de un frasco de aceitunas, levantar a tu hijo para subirlo al caballo mecánico y cerrar una maleta llena. Incluso, si tienes la fuerza suficiente para correr por la pista del aeropuerto para subirte al avión, no te servirá de mucho si no eres capaz de cargar la maleta.

Mantiene tus huesos saludables. Existen 25 millones de norteamericanos que sufren de osteoporosis, una pérdida de masa ósea que causa 1.5 millones de fracturas anuales, sobre todo de los huesos de la espalda, la cadera y las muñecas. Cerca de la mitad de las personas a quienes se les fractura la cadera nunca logrará volver a caminar bien, y muchas de estas fracturas tienen complicaciones fatales. Cuando los huesos se debilitan, solo necesitan una caída para romperse.

La osteoporosis no es algo que ocurra de la noche a la mañana. Todos iniciamos nuestras vidas con huesos densos y fuertes; imagínalos como varas de acero. Sin embargo, hacia los treinta y cinco años de edad, la mayor parte de la gente —incluso los hombres— comienza a perder entre el 0.5 y el 1 % de su masa ósea todos los años (en el caso de las mujeres, la pérdida de hueso se acelera después de la menopausia: del 1 al 2 % anual durante los primeros cinco años y luego aproximadamente el 1 % anual hasta los setenta años. A partir de entonces, la pérdida se reduce al 0.5 % anual). Sin embargo, si haces las cosas bien, puedes desacelerar esta pérdida de hueso de manera significativa: cerca del 50 %. Si ya has perdido bastante masa ósea, incluso podrás reconstruir una parte. Los ejercicios para fortalecer la musculatura no detienen solos la pérdida de hueso, pero sí desempeñan una función importante. También es esencial consumir calcio y vitamina D y hacer ejercicios aeróbicos como caminar y trotar (la natación y el ciclismo no sirven, porque el peso corporal tiene el soporte en el agua o en la bicicleta. Cuando uno tiene que servir de soporte a uno mismo, los huesos responden fortaleciéndose).

Unos músculos fuertes van de la mano de unos huesos fuertes. Cuanto más peso puedas levantar, más tensión impondrás a los huesos; esta tensión los estimula.

Los primeros astronautas que pasaron algún tiempo en el espacio sufrieron una pérdida significativa de densidad ósea. En el espacio, no solo nadie te escucha gritar, sino que no tienes peso; los músculos y los huesos no soportan ninguna carga. Hoy en día, los astronautas previenen la pérdida de hueso haciendo ejercicio varias horas diarias.

Prevee las lesiones. Si tus músculos son fuertes, serás menos propenso a las lesiones. Es menos probable que des un mal paso y te tuerzas el tobillo. Además, tendrás un mejor sentido del equilibrio y caminarás con mayor firmeza, por lo cual será menos probable que te caigas. Las investigaciones demuestran que una de cada tres personas mayores de sesenta y cinco se cae por lo menos una vez al año. Casi el 10 % de las personas de edad avanzada que se caen sufren lesiones que terminan en una hospitalización, y cerca de la mitad de esos casos implica huesos fracturados.

Mejora tu apariencia. Ahora veamos la vanidad pura y simple. No es posible reducir el tamaño de determinadas partes del cuerpo; es decir, no vas a poder disminuir la grasa selectivamente. Sin embargo, sí es factible escoger determinadas zonas corporales, como los glúteos o los brazos, y moldearlos mediante ejercicios de levantamiento de pesas. Asimismo, si tienes caderas anchas o cintura gruesa, podrás darle una mejor proporción a tu cuerpo haciendo ejercicios que expandan tus hombros y tu espalda.

Los ejercicios aeróbicos queman muchas calorías, pero el levantamiento de pesas afirma, levanta, fortalece y moldea los músculos. El levantamiento de pesas también mejorará tu apariencia en la medida en que te mejorará la postura. Si fortaleces los músculos del abdomen y de la parte baja de la espalda, caminarás más erguido y te verás más esbelto, aunque no hayas perdido ni un gramo de peso.

Acelera tu metabolismo. El *metabolismo* es uno de los términos más de moda cuando se trata de mejorar la condición física. En los gimnasios y las tiendas de productos naturales, podrás comprar diferentes artículos que supuestamente acelerarán tu metabolismo (y, por consiguiente, te ayudarán a quemar calorías adicionales sin ni siquiera intentarlo).

La única manera de acelerar el metabolismo es construir músculo, lo cual se logra levantando pesas. ¿Cómo funciona? Comencemos por definir el metabolismo que se refiere a la cantidad de calorías que quemas en cualquier momento, ya estés mirando la televisión o montando en bicicleta. Sin embargo, el término se suele usar referido al metabolismo en reposo, es decir, al número de calorías que necesita el cuerpo para mantener sus funciones vitales. El cerebro, el corazón, los riñones y otros órganos trabajan las veinticuatro horas del día. Y las células de los músculos están siendo reparadas constantemente. Todos estos procesos requieren energía en forma de calorías, simplemente para mantener vivo el cuerpo.

La *tasa de metabolismo en reposo* depende principalmente de la cantidad de masa libre de grasa, es decir, todo componente del cuerpo que no sea grasa, incluidos músculos, huesos, sangre, órganos y tejidos. Cuanta más masa libre de grasa poseas, más energía gastará tu cuerpo para seguir funcionando. No se puede hacer nada para aumentar el tamaño del hígado o el cerebro, pero sí puedes fortalecer tu musculatura.

Por cada kilo de músculo que adquieras, tu cuerpo quemará entre 20 y 30 calorías adicionales diarias. No es mucho, pero, a largo plazo, incluso ese pequeño aumento en el metabolismo puede ser significativo. Si quemas 25 calorías adicionales por día, podrás quemar 9.125 calorías en un año... suficiente para perder casi un kilo y medio de peso, o por lo menos para prevenir un aumento de peso de un kilo y medio.

Si no levantas pesas, tu metabolismo se desacelerará todos los años, a medida que tus músculos se vayan desgastando poco a poco. Y, si tu tasa metabólica disminuye, aumentarás de peso, incluso si comes la misma cantidad de alimentos que antes.

Los beneficios que reporta el levantamiento de pesas en lo que respecta al metabolismo son especialmente importantes para las personas que están disminuyendo el consumo de calorías con el ánimo de perder peso. La dieta sola tiende a causar una pérdida de músculo, además de una pérdida de grasa; si levantas pesas al tiempo que reduces el consumo de calorías, preservarás el músculo, mantendrás el metabolismo y perderás grasa.

Entrenamiento de fuerza de acuerdo a la edad

La clave del éxito del entrenamiento de fuerza son los buenos programas bien diseñados, con una adecuada progresión y supervisión.

Algunas personas están tentadas a tomar drogas anabólicas para obtener mejores resultados y más rápidos. Se frustran cuando su programa de entrenamiento de fuerza no produce rápidamente mejoras en la forma y la apariencia física, ese aspecto «pulido» de un cuerpo entrenado. En lugar de intentar encontrar un mejor programa de entrenamiento, optan por intentar conseguir los resultados deseados a través de drogas anabólicas.

Un aspecto clave de los esfuerzos preventivos es ayudar a los deportistas a comprender que las ganancias obtenidas por los esteroides no son fisiológicamente buenas.

La aproximación de droga artificial se basa en la manipulación química en lugar de maximizar la respuesta anabólica natural del propio cuerpo que proviene del sistema hormonal. Las ganancias en el tamaño físico y la fuerza que son producidas mediante los esteroides son «reales», pero algunas de esas ganancias se pierden al interrumpir la ingesta de la droga.

Por el contrario, un deportista paciente, que trabaja duro y comprende los principios básicos del entrenamiento, puede tener mejoras reales y duraderas en la apariencia física que tendrán efectos físicos y psicológicos positivos durante toda la vida. El entrenamiento de fuerza debe ser una ocupación para toda la vida, ya que está muy relacionado con la salud y la apariencia física. A pesar de la capacidad de los deportistas para adaptarse fisiológicamente a los cambios desde la infancia hasta la madurez, la importancia del entrenamiento de fuerza ha sido demostrada en todos los grupos de edad, desde la juventud hasta la tercera edad. La clave del éxito del entrenamiento de fuerza son los buenos programas bien diseñados, con una adecuada progresión y supervisión.

Los beneficios de un programa de entrenamiento bien supervisado son los siguientes:

1. Aumento de la fuerza muscular general y la resistencia muscular, por ejemplo, la capacidad para realizar múltiples repeticiones contra una resistencia determinada.

2. La prevención de lesiones provocadas por el estrés de la participación en deportes y actividades recreativas.

3. La mejora de la capacidad de ejecución en los deportes y las actividades recreativas.

4. Las ganancias en masa muscular (después de la adolescencia, de una forma más intensa en hombres) o las ganancias en la calidad de la proteína muscular (todas las edades).

Los padres, los profesores y los entrenadores desempeñan un importante papel en la salud y la forma física al trabajar juntos para comprobar que los programas están bien diseñados, enseñados y supervisados correctamente.

Establecer objetivos de entrenamiento apropiados

Las dos principales razones por las que los deportistas pueden no tener éxito con su entrenamiento de fuerza son la falta de conocimiento sobre cómo diseñar un programa de entrenamiento de fuerza y unas expectativas inapropiadas. Ambos factores explican por qué algunos deportistas no le dan a los métodos naturales de entrenamiento de fuerza el suficiente tiempo para funcionar.

Se necesitan entre seis meses y un año para obtener resultados visibles.

Cualquiera que empiece un entrenamiento con pesas debería estar preparado para continuar con el programa durante al menos esa cantidad de tiempo antes de decidir si merece o no la pena.

Las metas y los objetivos de entrenamiento inapropiados también conducen a problemas y fracasos. Desgraciadamente, las imágenes corporales exageradas popularizadas en las noticias, el entrenamiento y los medios de comunicación deportivos suelen proveer falsas suposiciones sobre el entrenamiento de fuerza. Los beneficios del entrenamiento de fuerza pueden perderse en la búsqueda de los extremos en el desarrollo físico. Esta imagen puede tener poca semejanza con los beneficios reales que pueden obtenerse por medio de un programa de entrenamiento de fuerza consistente y bien desarrollado.

Las verdaderas metas del entrenamiento de fuerza son mejorar la fuerza y la potencia, la resistencia muscular y la cantidad y la calidad del músculo (dependiendo de la edad). Recuerda y refuerza estas metas de forma que el interés principal del deportista no esté en la apariencia física.

Diseño del programa de entrenamiento

El entrenamiento de fuerza no es una actividad de estilo «café para todos». Es poco realista esperar que cada sujeto que haga entrenamiento de fuerza progrese al mismo ritmo. Los programas demuestran que pueden ser usados como punto de partida, pero la especificidad de cualquier programa y el ritmo de progresión deben ser ajustados a la respuesta de entrenamiento de cada sujeto.

Así como los equipos y las zapatillas deportivas deben ser ajustados, también lo debe ser un programa de ejercicios.

Por ejemplo, considera levantar 300 libras en un «press» de banca. Muchos jugadores de fútbol americano novatos creen que este hecho es una medida de fuerza real. No hay nada erróneo con esa meta, pero ningún jugador de fútbol americano de quince años de edad entiende que el levantamiento de pesas no se correlaciona con el éxito en el fútbol americano. La capacidad de levantar más peso en el banco de pesas favorece a los sujetos con brazos cortos y pechos grandes, y estas características vienen determinadas genéticamente.

Levantar dicha cantidad a los quince años de edad es casi imposible para un deportista alto con brazos largos y un pecho estrecho. Incluso un deportista con las dimensiones correctas no podría tener el número de fibras musculares necesarias para conseguir ese nivel de fuerza a la edad de quince años.

Aun así, muchos jugadores de fútbol americano adolescentes se enfrentan a un entrenador que les ladra: «Si quieres entrar en el equipo, será mejor que levantes ese peso en el banco de pesas». Esta señal es incorrecta. Se le da demasiada importancia a un levantamiento específico en el banco de pesas. Además, el mensaje oculto es que la fuerza física se equipara con el éxito en el fútbol americano (olvidando la técnica y la comprensión de la estrategia).

Es obvio que, para la mayoría de los chicos de quince años, levantar 300 libras en un banco de pesas no es una meta realista. Una meta mejor es una mejora en la fuerza del pecho sin utilizar números arbitrarios.

Más importante es la adhesión al entrenamiento y el desarrollo del placer que aparece con el reto de la actividad física.

Los programas de resistencia progresiva que tienen éxito están hechos a la medida de las necesidades del deportista. Incluso entonces, el programa debe ajustarse al período de entrenamiento.

Consejos para aumentar la masa muscular

Si tu propósito para este año, además de ir al gimnasio, es sacarle el máximo partido y mejorar tu masa muscular, ten en cuenta los siguientes puntos, que van a ser la clave para hacer crecer tus músculos.

Las sesiones de entrenamiento serán intensas, es decir, una vez que cogemos tono en un par de semanas, los ejercicios deben fatigar al músculo lo suficiente como para hacerlo crecer. Para ello utilizaremos de 3 a 8 series por ejercicios con 8-10 repeticiones cada una, de manera que la última repetición de la serie nos cueste hacerla, pero podamos completarla.

El descanso es fundamental. Al principio se aconseja entrenar un día y descansar otro. Cuando el cuerpo se acostumbre, ya se pueden introducir dos días de entrenamiento con uno de descanso. No por mucho entrenar el músculo crecerá más, ya que necesita su tiempo de descanso para crecer.

La alimentación es esencial. Asegurarse de ingerir la cantidad adecuada de proteínas e hidratos de carbono: proteínas para construir músculo e hidratos de carbono para que no falte energía en las sesiones de entrenamiento. Ademas de vitaminas y antioxidantes tampoco deben faltar en la dieta para ayudar a construir músculo de manera más óptima y evitar que nos oxidemos.

Un buen calentamiento es importante, porque prepara a los músculos para estar al 100 % en los entrenamientos y evita lesionarse. Si hay lesión, no se podrá entrenar y, por tanto, el músculo, en lugar de crecer, menguará al no recibir estímulos.

Ve poco a poco. Si acabas una serie de un ejercicio haciendo movimientos extraños para poder levantar el peso, plantéate bajarlo un poco, más vale calidad que cantidad. Conforme crezca el músculo, te pedirá más y podrás subir de peso.

No te olvides de la parte aeróbica. Correr, montar en bici, andar o, en definitiva, hacer ejercicio aeróbico aumenta el flujo de sangre al músculo, lo limpia de desechos y le da nuevas fuentes de energía. También quemarás grasa poco a poco y el músculo se hará más notorio.

Paciencia y disciplina: estos son los dos puntos clave. El músculo no va a crecer en diez días, pero, si somos disciplinados con los entrenamientos, el descanso y la alimentación, ya notaremos cambios el primer mes y, en el plazo de un año o año y medio, es cuando notarás que tus músculos han crecido de verdad.

Hay que saber elegir bien la rutina de entrenamiento. Ni se pueden trabajar todos los músculos en una sesión ni se debe focalizar un músculo por sesión. Lo ideal es dividir los grandes grupos musculares en tres días y trabajar cada uno en sesiones diferentes. No olvides consultar al entrenador personal para que adapte la rutina.

Rutina Cardio Boxing

Esta rutina es bien eficaz para bajar de peso y pulgadas de cintura, brazos y piernas. Tienes que realizar tres minutos de boxeo dándole al saco sin descansar; si eres principiante, entonces comienza con un minuto en cada round y luego ve aumentado el tiempo. Trabaja tres rounds de tres minutos en el saco y descansa de uno a dos minutos en cada set.

Cardio Cuica

Esta rutina, como la anterior, es bien eficaz para rebajar. Realiza tres sets de un minuto; si eres principiante, comienza con quince o treinta segundos y luego ve aumentando a medida que vayas progresando. Descansa dos minutos entre cada set.

Nota: Si tienes problemas con las rodillas o con tu peso, no hagas este ejercicio, puede estar contraindicado para ti, visita a tu médico.

Cardio-sombra

Párate frente a un espejo como un boxeador profesional, estira el brazo izquierdo hacia el frente en forma de jabs y luego el derecho hacia la misma dirección, haz varias combinaciones de brazos, varias veces durante tres minutos. Realiza tres sets de tres minutos, descansando dos minutos entre sets.

Una vez realizado el cardio, te voy a presentar unas rutinas para trabajar las partes alta y baja de tu cuerpo. Te invito a que sigas reflexionando cuando realices estos ejercicios, que, más que físicos, son para tu crecimiento interior, porque ambos van de la mano. Cuando trabajas con tu físico, estás cuidando el templo sagrado que Dios te regaló en esta existencia y solamente tú podrás hacer buen uso de él en esta vida. ¡Adelante y disfrútalo!

Upper Body

Bench Press

Acostado sobre un banco plano, glúteos en contacto con el banco, pies en el suelo:

- coger la barra, manos en pronación y separadas en una longitud mayor a la anchura de los hombros;
- inspirar y bajar la barra hasta el pecho, controlando el movimiento;
- desarrollar y espirar al final del esfuerzo.

Este ejercicio solicita el pectoral mayor en todo su conjunto, el pectoral menor, los tríceps, el deltoides anterior, los serratos y el coracobraquial.

Variantes:

1. Este movimiento se puede realizar curvando la espalda como en los *power-lifter,* esta posición permite poner en juego la parte inferior de los pectorales, más potente, y, por lo tanto, desarrollar cargas más pesadas. No obstante, esta variante debe realizarse con prudencia para proteger la espalda.
2. Ejecutando el desarrollo con los codos paralelos al cuerpo, se concentrará el trabajo sobre los deltoides anteriores.
3. Variando la separación de las manos, se solicitará:
   - manos juntas: la parte externa de los pectorales;
   - manos más separadas: la parte interna de los pectorales.
4. Variando el recorrido de la barra, se solicitará:

   - bajando la barra sobre el extremo condriocostal: la parte inferior de los pectorales;
   - bajando la barra sobre el centro de los pectorales: los haces medianos;
   - bajando la barra sobre la hornilla esternal: los haces claviculares del músculo.

Para las personas que padezcan de la espalda o busquen un mejor aislamiento del trabajo de los pectorales, el desarrollo puede realizarse con las rodillas flexionadas y los muslos tocando el pecho.
Finalmente, el desarrollo puede ser ejecutado en carga guiada.

Variantes en máquina: sentado o acostado, según la máquina, coger la barra o los mangos: inspirar y desarrollar, espirar al final del movimiento. Este ejercicio, sin riesgo, es excelente para una primera aproximación del desarrollo y permite solicitar los pectorales sin esfuerzo de concentración en la colocación del cuerpo. De esta manera, los principiantes en musculación pueden adquirir un minuto de fuerza para pasar al desarrollo libre. Para los atletas experimentados en musculación, favorece, según las máquinas, la localización del esfuerzo sobre los haces superior, medio o inferior del pectoral mayor y, por la misma razón, contribuye a equilibrar el desarrollo del músculo en un sentido estético.

RUTINA DE EJERCICIOS DE PECHO

Push up con bola medicinal: para realizar este ejercicio, pon las rodillas sobre una goma o una toalla; luego, pon una mano sobre una bola medicinal o cualquier otro objeto sólido, pon la otra mano sobre el piso, realiza dos sets de diez repeticiones cambiando la bola medicinal a la otra mano.

Incline dumbbell press: siéntate en un banco inclinado, recuesta totalmente tu cuerpo y toma unos dumbbells de cuatro a ocho libras, bájalos y súbelos lentamente hasta hacer quince repeticiones.

Es importante que tu **entrenador personal** esté detrás de ti supervisando la ejecución del ejercicio de la forma correcta para evitar lesiones; vas a hacer tres sets de quince repeticiones.

Pull over: acuéstate totalmente encima de un banco boca arriba, eleva los dos pies encima del banco para evitar que tu espalda baja quede arqueada, toma un dumbbell de aproximadamente tres a diez libras, llévalo con las dos manos hacia la parte de atrás de tu cabeza con los brazos estirados; vas a realizar tres sets de quince repeticiones, asegúrate de tener un **entrenador personal** detrás de ti que supervise tus movimientos y te ayude a realizar el ejercicio correctamente.

Cross over cable: toma los cables con ambas manos, pon un pie al frente para mantener el equilibrio y dobla el cuerpo un poco hacia el frente; para mejorar la eficacia del ejercicio, pon en posición de mariposa las manos. Haz tres sets de quince repeticiones.

RUTINA PARA HOMBROS Y TRAPECIO

Hombros

1. Seated Military Press

Tres sets de diez repeticiones:

- Aumentar diez libras en cada set.
- Descansar un minuto entre sets.

Dos sets de ocho repeticiones:

- La mitad del peso del máximo.
- Descansar treinta segundos entre sets.

2. Seated Military Press behind neck

Tres sets de diez repeticiones:

- Aumentar diez libras en cada set.
- Descansar un minuto entre sets.

Dos sets de ocho repeticiones:

- La mitad del peso del máximo.
- Descansar treinta segundos entre sets.

3. Front Raise

- Cuatro sets de diez repeticiones.
- Aumentar diez libras en cada set.

4. Seated Front Raise (combinado con lateral raise)

- Hacer un set de diez repeticiones de Front Raise en el brazo izquierdo.
- Hacer un set de diez repeticiones de Lateral Raise en el brazo izquierdo.
- Hacer un set de diez repeticiones de Front Raise en el brazo derecho.
- Hacer un set de diez repeticiones de Lateral Raise en el brazo derecho.

Trapecio

1. Upright Row

- Tres sets de doce repeticiones.
- Aumentar diez libras en cada set.

2. Shrugs

- Cinco sets de diez repeticiones.
- Aumentar diez libras en cada set.

Brazos y tríceps definidos

Primer ejercicio de tríceps

Tríceps lateral cable push down: este ejercicio es bien eficaz para la parte posterior del brazo, se realizan tres sets de quince repeticiones. Debes hacerlo tres veces a la semana, cuida siempre tu postura para un mejor aprovechamiento.

Segundo ejercicio de tríceps

Rope push down: funciona igual que el anterior, pero varía un poco la ejecución. Debes siempre mantener una buena postura para que sea eficaz. Realiza tres sets de quince repeticiones tres veces a la semana.

Tercer ejercicio de tríceps

Tríceps kick back: para realizar este ejercicio, debes doblar un poco tu espalda y apoyarte con una mano encima de un banco y con la otra ejecutar el movimiento en forma horizontal hacia atrás, el codo debe ir pegado a tu cuerpo. Realiza tres sets de quince repeticiones tres veces por semana.

Primer ejercicio de hombro

Lateral dumbbell shoulder raise: mantén tus brazos en los laterales, vas a levantar los brazos lentamente hacia los lados manteniendo una postura firme, levanta los dumbbells hasta el mismo nivel de tus hombros y luego bájalos lentamente hasta su posición original. Utiliza un peso de dos a cinco libras aproximadamente, para lograr una ejecución perfecta sin lesiones musculares.

Realiza tres sets de quince repeticiones tres veces a la semana.

Segundo ejercicio de hombro

Frontal dumbbell raise: mantén tus brazos erguidos hacia abajo frente a tus piernas, levántalos lentamente hacia delante, manteniendo tu postura firme, eleva los dumbbells hasta tus hombros, luego bájalos lentamente hasta llevarlos a la posición original. Usa un peso entre dos y cinco libras aproximadamente para lograr una ejecución perfecta libre de lesiones musculares.

Realiza tres sets de quince repeticiones tres veces a la semana.

Tercer ejercicio de hombro

Military dumbbell press: levanta los brazos con los dumbbells al nivel de los hombros y levántalos lentamente hasta estirar los brazos completamente hacia arriba, haz tres sets de quince repeticiones tres veces a la semana; para más comodidad, puedes realizar este ejercicio sentado en un banco con espaldar y con un entrenador que cuide tus movimientos cuando lo realices, este ejercicio es peligroso y puedes lastimarte fácilmente, utiliza siempre dumbbells que puedas levantar; de no ser así, te podrías lastimar y causarte una lesión muscular.

Nota: si al realizar algún ejercicio sientes molestia, debes interrumpirlo inmediatamente y visitar a tu médico.

Siempre recomendamos visitar al médico antes de realizar cualquier ejercicio.

Abdominales

Para adquirir unos abdominales marcados o para lucir un abdomen plano, necesitamos realizar algunos ejercicios que te ayudarán a darle forma a tu figura.

Primer ejercicio

Levantamiento de la parte superior con bola medicinal: levanta la bola medicinal hacia arriba, levantando el torso, es bien importante realizar el esfuerzo con el abdomen para adquirir buenos resultados.

Realiza este ejercicio de dos a tres veces por semana, haciendo cuatro sets de veinte repeticiones y descansando treinta segundos entre sets. La bola medicinal puede pesar entre cuatro y ocho libras, dependiendo de tu fortaleza, recomiendo que comiences con el peso mínimo.

Segundo ejercicio

Crunch con las piernas estiradas hacia arriba: posición acostada con las piernas y las manos sincronizadas hacia arriba, debes tocar las puntas de los pies con las manos al mismo tiempo; para que el ejercicio funcione, haz siempre el esfuerzo con el abdomen.

Realiza este ejercicio de dos a tres veces por semana, haciendo cuatro sets de veinte repeticiones y descansando treinta segundos entre sets.

Tercer ejercicio

Crunch acostado encima de la bola medicinal: puedes sujetar ambas manos detrás de la cabeza o encima de tu pecho, como más cómodo te sientas, tienes que buscar el punto neutral de tu cuerpo, de modo que la bola medicinal tiene que quedar en un punto medio entre la espalda y los glúteos (espalda baja) para que puedas sentir el esfuerzo en el abdomen al realizar este ejercicio. Bien importante: los pies deben estar planos y firmes en el piso para que puedas mantener el equilibrio y no te caigas. Realiza este ejercicio de dos a tres veces por semana, haciendo cuatro sets de veinte repeticiones y descansando treinta segundos entre sets.

Nota: los ejercicios abdominales no reducen pulgadas de la cintura, simplemente tonifican el abdomen; la grasa subcutánea, es decir, de debajo de la piel, se pierde con una buena nutrición y ejercicios cardiovasculares como correr, nadar, bicicleta, aeróbicos, spinning, bailar, etcétera.

Abdominales y cintura para mujeres

Primer ejercicio

Lunges con giro de cintura con bola medicinal: este ejercicio es muy eficaz para moldear los glúteos y a la vez reducir pulgadas de la cintura, ejecútalo haciendo tres sets de quince repeticiones con cada pierna, recuerda la buena técnica al realizarlo: las rodillas no deben exceder la punta de los dedos de los pies, es importante, la pierna frontal debe ir en ángulo de 90 grados.

La bola medicinal no debe pesar más de seis libras.

Segundo ejercicio

Movimientos laterales con dumbbell: este ejercicio funciona para la parte lateral de la cintura, tonifica y fortalece la cintura, ejecútalo haciendo tres sets de quince repeticiones con cada brazo, utiliza unos dumbbells de tres a cinco libras.

Tercer ejercicio

Giro de cintura con cables: este ejercicio es muy eficaz para reducir la cintura para ambos laterales de la cadera porque la extensión de cable hacia los laterales tonifica y fortalece los oblicuos, los abdominales, la espalda baja y las caderas. Al ejecutarlo, recuerda apretar el abdomen para mejorar el funcionamiento y la eficacia del ejercicio.

Si ya tu médico te dio el visto bueno para comenzar con el programa de ejercicios, el próximo paso, si necesitas ayuda, es buscar un buen entrenador personal que te supervise tu rutina de ejercicios; busca también ayuda de un nutricionista o un profesional de la nutrición, recuerda siempre calentar tu cuerpo antes y después del ejercicio y estirar para evitar lesiones y te sientas relajada.

Ninguna rutina de ejercicio debe ser estresante: para que sea eficaz, al contrario, debería ser placentera y divertida.

El plan perfecto para tener unos abdominales definidos en seis semanas

Las proteínas

En los deportes, hay algunas cosas muy valoradas, como la versatilidad: un campo central capaz de recoger y lanzar o un jugador de fútbol que pueda correr tan bien como pasar el balón. En tu cuerpo, las proteínas son los más versátiles jugadores en el equipo de los nutrientes. Ellas vienen en varias formas y hacen muchas cosas... sin tener un contrato de 254 millones de dólares:

- Las proteínas construyen el armazón de tu cuerpo, incluyendo los músculos, los órganos, los huesos y los tejidos conectivos.
- Como enzimas, las proteínas ayudan a digerir los alimentos.
- Ellas transportan el oxígeno a través de la sangre hacia los músculos y los órganos.
- Como anticuerpos, ellas te protegen contra las enfermedades producidas por virus o bacterias.

Las proteínas desempeñan un papel crucial en ayudar al cuerpo a funcionar de manera óptima, pero también son la base de *Abs Diet* por otras cuatro razones:

1. **Son sabrosas.** Jugosos filetes, pavo ahumado rebanado, lomo de cerdo asado, langosta al vapor, mantequilla de maní. *The Abs Diet* es un programa basado en los alimentos que deseas comer, este programa te gustará seguirlo.
2. **Quema calorías.** Los alimentos contienen energía en forma de compuestos químicos que el cuerpo tiene que romper para poder utilizarlos. Este proceso de romper esos compuestos químicos requiere de energía, por lo que el cuerpo quema calorías para que este proceso sea eficaz. Este es el efecto termal de comer que las proteínas aceleran. Se necesita mucha más energía para romper las proteínas que los carbohidratos. Consumir una cantidad alta de proteínas hace que el cuerpo queme más calorías durante el día. En un estudio realizado en **Arizona State University,** se compararon los beneficios de una dieta alta en proteínas frente a una dieta alta en carbohidratos y se encontró que las personas que llevaban una dieta alta en proteínas quemaron muchas más calorías horas después de sus comidas que las personas que consumían más carbohidratos.
3. **Te hacen sentir satisfecho.** Las investigaciones demuestran que las comidas que contienen más proteínas hacen que las personas se sientan más llenas rápidamente. Un estudio publicado en el **European Journal of Clinical Nutrition** puso a prueba varios sujetos, que consumieron en sus dietas un 60 % de proteínas, un 60 % de carbohidratos, un 60 % de grasas o una mezcla de las tres en cantidades iguales. A la hora del

almuerzo, los que consumieron más proteínas fueron los últimos en almorzar y comieron poco, ya que se sentían llenos a causa de la ingesta de proteínas.

4. **Construyen músculos y mantienen el cuerpo quemando grasa todo el día.** Cuanta más masa muscular haya, más grasa se quemará. Cuando se hace ejercicio con pesas, se crean desgarres microscópicos en los músculos. El cuerpo envía proteínas a las áreas afectadas para reparar estos pequeños desgarres, lo que crea nuevas fibras musculares que fortalecen las células musculares originales. Este proceso de construir nuevas fibras musculares después del ejercicio toma de veinticuatro a cuarenta y ocho horas. Si se levantan pesas tres veces por semana, lo que disparará proteínas para reparar los músculos, el cuerpo se mantendrá construyendo tejido muscular y quemando grasa todos los días.

Como sabes, las proteínas se encuentran en alimentos tales como el pavo, la res, el pescado, las nueces y el tofu. Son las de origen animal las que mejor construyen músculos en comparación con las de origen vegetal o la soya, de modo que son mejores opciones las carnes y el pescado que el tofu o la soya. Si te gusta llevar la cuenta de lo que comes, debes añadir en tu dieta 1 g (gramo) de proteína por libra de tu peso, es decir, si pesas 160 libras, tienes que consumir unos 160 g de proteínas diarias que se podrían traducir más o menos en lo siguiente:

- 3 huevos (18 g)
- 2 tazas de leche 1 % (16 g)
- 1 taza de queso cottage (28 g)
- 1 sándwich de carne de res (28 g)

- 2 ½ onzas de maní (16 g)
- 8 onzas de pechuga de pollo (54 g)

Las dietas altas en proteínas también ayudan a perder mucha grasa abdominal.

Las grasas

En la década de los ochenta, el Gobierno de los Estados Unidos señaló unas guías de nutrición que sugerían un mayor consumo de papas, arroz, cereales y pasta y minimizar el consumo de proteínas y grasas. Esto generó la idea de que «la grasa engorda». Pero esa línea de pensamiento no duró mucho tiempo, se terminó cuando muchos investigadores trataron de establecer conexión entre la obesidad y las dietas bajas en grasa. En 1998, dos prominentes estudiosos de la obesidad estimaron que, si se consume un 10 % de calorías sacadas de las grasas, se pierden 16 g de grasa diaria, una pérdida de unas 50 libras al año. Sin embargo, el **doctor Walter Willett, epidemiólogo de la Universidad de Harvard,** no encontró relación entre las personas que perdieron peso y el hecho de que estaban siguiendo una dieta baja en grasa. De hecho, en estudios de más de un año de duración, se encontró con que las personas que tenían una dieta baja en grasa aumentaron de peso con el tiempo. El doctor Willett pensaba que el cuerpo tiene un mecanismo que detenía la pérdida de peso si se mantenía en una dieta baja en grasa durante un tiempo muy prolongado.

La razón para que el cuerpo deje de perder peso con las dietas bajas en grasa es porque necesitamos las grasas. Estas desempeñan un papel vital en el transporte de vitaminas A, D, E y K y nutrientes que se almacenan en los tejidos grasos y el hígado hasta que el cuerpo los necesite. También ayuda en la producción de **testosterona,** la cual sirve de detonante para iniciar el proceso de crecimiento muscular. Además, las grasas, al igual que las proteínas, te hacen sentir satisfecho y controlan el apetito. Un estudio comparó una dieta alta en carbohidratos y una alta en grasa. Los investigadores teorizaron que, en la dieta alta en grasa, los ácidos grasos, más que los carbohidratos, eran usados como energía, y las proteínas musculares se dejaban como reserva.

En realidad, cantidades razonables de grasa ayudan a perder peso. En un estudio del **International Journal of Obesity,** investigadores del **Boston Brigham, el Women's Hospital y la escuela de medicina de Harvard** sometieron a 101 personas que estaban en sobrepeso a una dieta baja en grasa (el 20 % del total de calorías provenían de la grasa) o a una moderada en grasa (el 35 % de calorías) y tuvieron seguimiento durante dieciocho meses. Ambos grupos perdieron peso al principio, pero, después de un año y medio, el grupo en la dieta moderada en grasa perdió un promedio de 9 libras por persona, mientras que el grupo en la dieta baja en grasa ganó 6 libras. Estos resultados demostraron que consumir cantidades saludables de grasa es un factor importante en el control del peso.

Comidas con el contenido más alto de Omega-3

Tipo de pescado	Contenido de Omega-3	Modo de prepararlo
Shad	3.7 g	Horneado
Sardinas	2.4 g	Enlatadas en agua
Mackerel	1.9 g	Asado
Sablefish	1.9 g	Asado
Salmón	1.6 g	Hervido
Atún	1.5 g	A la parrilla
Ostras	1.4 g	Asado
Trucha	1.2 g	Asado
Tiburón	1.1 g	A la parrilla
Pez espada	1 g	A la parrilla
Atún	0.07 g	Enlatado en agua de 9 oz.

Los carbohidratos

Existe mucha evidencia que sustenta que una dieta alta en carbohidratos provoca el almacenamiento de grasa, mientras que una baja en carbohidratos ayuda a las personas a controlar su peso. Una persona que consume aproximadamente unos 46 gramos de carbohidratos diarios (cerca de un 8 % del total de calorías) puede perder unas 7 libras de grasa y ganar unas 2 libras de músculo en unas 6 semanas. Eliminar totalmente el consumo de carbohidratos es un grave error. Muchos de estos, como las frutas, los vegetales y los granos, protegen contra el cáncer y otras enfermedades, y otros carbohidratos contienen nutrientes, como la fibra, que ayudan a controlar y bajar de peso. Tradicionalmente, la confusión entre cuáles son los mejores para el cuerpo ha llevado a buscar formas de clasificarlos. Cuando de habla de carbohidratos, se piensa en su estructura molecular, simple o compleja. Los simples contienen una o dos moléculas de azúcar, como, por ejemplo, la sucrosa (azúcar de mesa), la fructosa (frutas) y la lactosa (productos derivados de la leche). Los complejos contienen más de dos moléculas de azúcar, como la pasta, el arroz, el pan y las papas. No se puede generalizar diciendo qué carbohidratos son buenos o malos basándose solamente en su estructura molecular. Una manzana contiene nutrientes que te ayudan a mantenerte delgado que el azúcar no tiene y ambos son carbohidratos simples, pero muy diferentes en su valor nutricional. Una herramienta usada por los nutricionistas hoy en día es el *Índice Glicémico (Glycemic Index* o GI). El GI asigna números a los alimentos que indican cómo de rápido se convierten en glucosa. Los alimentos cuyo GI es alto son generalmente menos nutritivos que los que tienen un GI menor. Alimentos como la pasta, el pan, el arroz blanco y las barras de Snickers, cuyo GI es alto, se digieren más rápido e inundan el torrente sanguíneo de glucosa, lo que causa que la insulina entre en acción. Si esa glucosa no se quema, se acumulará en forma de grasa y te sentirás con hambre con rapidez. Si ingieres una comida equilibrada, esta es digerida lentamente, los niveles de glucosa en la sangre aumentan lentamente y eso significa que habrá energía en forma de glucosa disponible durante horas y horas.

¿Qué es el Índice de Masa Corporal (Body Mass Index)?

Una fórmula usada para calcular si se está en sobrepeso, obeso o en buena forma es la llamada *Body Mass Index* (índice de masa corporal).

Para calcular el BMI, multiplica tu peso en libras por 703 y luego divide el resultado por tu estatura en pulgadas cuadradas (multiplicar la estatura en pulgadas por ella misma).

Por ejemplo, una persona que mide 6 pies (son 72 pulgadas) y pesa 200 libras.

Primero se multiplica el peso por 703: 200 x 703 = 140,600.

Luego se calcula la estatura en pulgadas cuadradas, esto es, multiplicando el número por sí mismo: 72 x 72 = 5,184.

Ahora se divide el primer resultado por el segundo: 140.600 x 5,184 = 27.1.

Si el BMI está entre 25 y 30, la persona está en sobrepeso y, si está en más de 30, es obesa.

Esta fórmula es solo un aproximado, no es exacta.

Fuente tomada del libro *The ABS Diet*. Autor: David Zinczenko, **editor in chief of men's health.**

Lower Body

Piernas y glúteos

Squats con barra: este ejercicio trabaja principalmente el glúteo y la parte frontal y lateral de las piernas. Si tienes problemas con las rodillas o la espalda baja, no deberías realizar este ejercicio. La ejecución debe ser, al bajar tu cuerpo, asegurándote de que lo haces en forma vertical sin doblar las rodillas hacia adelante ni hacia el frente. Vas a hacer tres sets de quince repeticiones, utiliza un peso adecuado en el cual puedas realizarlo sin lastimarte.

Legs curls: este ejercicio fortalece y tonifica específicamente la parte posterior de las piernas (hamstrings) eliminando la flacidez, debes realizar tres sets de quince repeticiones tres veces por semana.

Leg press abduction: este ejercicio se realiza en diferentes posiciones para fortalecer y tonificar diferentes áreas de las piernas. En este primer caso, los pies deben ir juntos para trabajarlas en la parte exterior; con las piernas juntas, se realizan de tres a cuatro sets de quince repeticiones de dos a tres veces por semana, según lo que necesites.

Leg press adduction: en esta segunda parte, los pies se giran hacia fuera, de forma que las piernas vayan un poco abiertas; para asegurarte de que la posición es correcta cuando realices este ejercicio, debes sentir el efecto o la tensión en el medio de tus piernas o la parte interior, debes realizar de tres a cuatro sets de quince repeticiones de dos a tres veces por semana, según lo que necesites.

Squats con bola medicinal: este ejercicio es muy parecido al primero de piernas que realizamos al comienzo de esta sección, la diferencia está en la bola medicinal: tienes que mantener el equilibrio con tu propio cuerpo al bajar y subir tus piernas, mantén siempre una buena postura. Aquí la ventaja es que también trabajamos los hombros a la vez que las piernas; realiza tres o cuatro sets de quince repeticiones por semana.

Flexores de caderas con bola medicinal: este ejercicio trabaja la parte baja del abdomen y la ingle. Para realizarlo de forma correcta, debes pararte en posición vertical con una pierna atrás y otra al frente, sujetando la bola medicinal con las dos manos; levanta la rodilla a la misma vez que mueves la bola hacia delante, realiza tres o cuatro sets de quince repeticiones tres veces por semana.

Extensión de piernas con bola medicinal: este movimiento es bien eficaz para levantar y fortalecer los glúteos a la vez que tonificas tus hombros con la bola medicinal. Se realiza balanceándote en una pierna, estirando la otra hacia atrás, doblando el torso hacia el frente y sujetando la bola con tus dos manos; levantándola hacia arriba, trata de crear equilibrio con tu cuerpo, al principio te va a costar un poco de trabajo hacerlo, pero, poco a poco, irás mejorando la ejecución. Trabaja tres sets de quince repeticiones todos los días para ver resultados rápidos en poco tiempo.

Flexores de cadera lateral: muy buen ejercicio para tonificar las caderas: pon las rodillas y las manos en el piso como si fueras a hacer push up, levanta una pierna extendida sin tocar el piso contando de doce a quince repeticiones; luego, para descansar esa pierna, cambia con la otra y haz el mismo movimiento, manteniendo el brazo derecho en el piso con la palma de la mano abierta; realiza tres o cuatro sets tres veces por semana.

Patadas hacia atrás (dogy styles): este ejercicio es bueno para los glúteos, para moldearlos y tonificarlos. Se realiza poniendo las rodillas y los brazos en el piso, procura hacerlo en una alfombra o una toalla para que no sientas molestias en las rodillas. Empuja una pierna hacia atrás hasta sentir el esfuerzo del ejercicio en tus glúteos, realiza tres o cuatro sets de quince a veinte repeticiones, recuerda hacer la misma cantidad de repeticiones y sets con ambas piernas.

Ejercicio de piernas con cable

Flexores de cadera: estos ejercicios son muy eficaces para el área del pubis y la cadera, principalmente si la dama pasó por un embarazo. Debes levantar la rodilla de forma vertical hasta el nivel de la cadera, realizando tres sets de quince repeticiones con cada pierna, puedes usar pesitas de de dos o tres libras en los tobillos para una mejor ejecución.

Abductores con cable o piernas: este ejercicio trabaja muy bien la cadera y los glúteos, el movimiento es de dentro hacia fuera en posición lateral, puedes utilizar unas bandas de goma o unas pesitas de dos a tres libras; ejecuta tres sets de quince repeticiones con cada pierna.

Adductores con cable o piernas: este ejercicio, como el anterior, trabaja muy bien el área de la pierna interior, tonifica y fortalece el músculo de la pierna, el movimiento se realiza de fuera hacia dentro, puedes utilizar, al igual que en los otros ejercicios, una banda de goma, cables o pesitas de piernas de dos a tres libras. Vas a hacer tres sets de quince repeticiones.

Extensión de piernas y glúteos con rodillas extendidas: este ejercicio trabaja muy bien los glúteos y las piernas en la parte posterior, se realiza extendiendo la pierna en posición recta hacia atrás sin doblar la rodilla, con pesitas o cables, es bien importante que lo ejecutes bien para que te dé resultados. Vas a hacer tres sets de quince repeticiones (para hacer bien este ejercicio y que no tengas dolor de espalda baja, debes doblar un poco el cuerpo hacia el frente para que el movimiento fluya sin causar ninguna molestia en tu cuerpo).

Extensión de piernas y glúteos con rodillas dobladas: vas a hacer lo mismo que en el ejercicio anterior, pero con la única diferencia de que, al ejecutarlo, vas a doblar la rodilla.

Haz tres sets de quince repeticiones (al igual que en el otro ejercicio, debes doblar un poco el torso al estirar y doblar la rodilla para que el movimiento del cuerpo fluya normalmente y no tengas dolores musculares en tu espalda baja).

Flexión de piernas

De pie, con los brazos estirados, los pies ligeramente separados, la cabeza bien recta, el tórax ensanchado y la espalda ligeramente arqueada, inspira y agáchate: cuando los muslos alcancen la horizontal, efectúa una extensión de las piernas enderezando el tronco para recuperar la posición inicial. Espira al final del esfuerzo.

Este ejercicio trabaja principalmente los cuádriceps y los glúteos. Es importante controlar el descenso y realizar el movimiento sin intervalos. En todos los casos, la espalda debe permanecer bien recta y los talones pegados al suelo. Como todo trabajo sin carga adicional, las series (sets) largas de quince a veinte repeticiones proporcionan los mejores resultados.

Variantes

Se pueden mantener los muslos en la horizontal durante unos segundos mediante una contracción isométrica.

También se puede realizar la flexión variando la posición de los brazos: con los brazos cruzados por delante y con los brazos estirados a lo largo del cuerpo.

Para las personas que tengan los tobillos rígidos o los fémures muy largos, se puede utilizar un calzo bajo los talones para evitar una inclinación del busto demasiado grande y un desequilibrio hacia adelante. Esta variante permite desplazar una parte del trabajo sobre los cuádriceps. Es excelente como movimiento de calentamiento para la parte baja del cuerpo, y también es un muy buen ejercicio para los principiantes, puesto que les permite familiarizarse con la flexión de los muslos antes de pasar al trabajo de la sentadilla.

Cuerpo definido para mujeres

Rutina de ejercicios para mujeres

Entrena intensamente tres veces por semana, alternando días con ejercicios aeróbicos otras tres veces por semana. Alterna entrenamientos de músculos mayores de la parte superior de tu cuerpo y la parte inferior. Ejecuta dos ejercicios por cada grupo muscular superior e inferior de tu cuerpo.

Selecciona un ejercicio por cada grupo muscular y realiza cinco series empezando con una de doce repeticiones, entonces aumenta el peso y realiza diez repeticiones, añade más peso y haz ocho repeticiones, añade más peso y realiza seis repeticiones. Luego reduce peso y realiza otras doce repeticiones; inmediatamente ejecuta otra serie de doce repeticiones por cada grupo muscular. Tras cada ejercicio, descansa un minuto entre series en las primeras cuatro series, entonces completa las dos finales sin descanso entre ellos. Espera dos minutos antes de comenzar el otro grupo muscular.

Siempre planifica tu entrenamiento con tiempo.

Lleva un récord de lo que hagas, es decir, en una libreta, haz un informe por cada día que entrenes y anota en él los músculos trabajados, los ejercicios y los pesos utilizados.

Explicación de cómo vas a interpretar las siguientes tablas de ejercicios. Por ejemplo:

PECHO	SERIES	REPETICIONES
Barbell Bench Press	4	12, 10, 8, 6

En la primera serie vas a hacer 12 repeticiones; en la segunda serie, 10; en la tercera, 8, y, en la cuarta, 6. De este modo lo aplicarás a todas las rutinas que verás a continuación.

Rutina de ejercicios para la parte superior (Upper Body)

PECHO	SERIES	REPETICIONES
Barbell Bench Press	4	12, 10, 8, 6
Barbell Incline Press	4	12, 10, 8, 6
Dumbbell Bench Press	4	12, 10, 8, 6
Dumbbell Incline Press	4	12, 10, 8, 6
Dumbbell Flyes	4	12, 10, 8, 6
Cable Crossovers	4	12, 10, 8, 6

ESPALDA	SERIES	REPETICIONES
Pull-Ups	4	12, 10, 8, 6
Wide-Grip Lat Pull Down	4	12, 10, 8, 6
Seated Cable Row	4	12, 10, 8, 6
One Arm Dumbbell Rows	4	12, 10, 8, 6
Straight –Arm Pull Down	4	12, 10, 8, 6
Back Extensions	4	12, 10, 8, 6

HOMBROS	SERIES	REPETICIONES
Seat Dumbbell Press	4	12, 10, 8, 6
Front Raises	4	12, 10, 8, 6
Lateral Raises	4	12, 10, 8, 6
Reverse Flyes	4	12, 10, 8, 6
Upright Cable Row	4	12, 10, 8, 6
Upright Barbell Row	4	12, 10, 8, 6

BÍCEPS	SERIES	REPETICIONES
Alternate Dumbbell Curl	4	12, 10, 8, 6
Barbell Curls	4	12, 10, 8, 6
Concentrations Curls	4	12, 10, 8, 6
Hammer Curls	4	12, 10, 8, 6
Preacher Curls	4	12, 10, 8, 6
Cable Curls	4	12, 10, 8, 6

TRÍCEPS	SERIES	REPETICIONES
Seated Triceps Presses	4	12, 10, 8, 6
Lying Triceps Presses	4	12, 10, 8, 6
Triceps Kickbacks	4	12, 10, 8, 6
Triceps Pushdowns	4	12, 10, 8, 6
Cable Extensions	4	12, 10, 8, 6
Bench Dips	4	12, 10, 8, 6

Rutina de ejercicios para la parte inferior (Lower Body)

PIERNAS	SERIES	REPETICIONES
Barbell Squats	4	12, 10, 8, 6
Leg Press	4	12, 10, 8, 6
Leg Extensions	4	12, 10, 8, 6
Dumbbell Lunges	4	12, 10, 8, 6
Straight-Leg Deadlifts	4	12, 10, 8, 6
Lying Leg Curls	4	12, 10, 8, 6

PANTORRILLAS	SERIES	REPETICIONES
Seated Calf Raises	4	12, 10, 8, 6
Standing Heel Raises	4	12, 10, 8, 6

ABDOMINALES	SERIES	REPETICIONES
Floor Crunches	4	12, 10, 8, 6
Oblique Floor Crunches	4	12, 10, 8, 6
Decline Crunches	4	12, 10, 8, 6
Decline Oblique	4	12, 10, 8, 6
Hanging Knee Raises	4	12, 10, 8, 6
Reverse Crunches	4	12, 10, 8, 6
Cable Oblique Crunches	4	12, 10, 8, 6

GUÍA DIARIA DE ENTRENAMIENTO

Día 1: Upper Body Training. Pectorales, hombros, tríceps, espalda, bíceps.

Día 2: Cardiovascular Workout.

Día 3: Lower Body and Abs Training. Cuádriceps, hamstrings, pantorrillas, abdominales.

Día 4: Cardiovascular Workout.

Día 5: Upper Body Training. Pectorales, hombros, tríceps, espalda, bíceps.

Día 6: Cardiovascular Workout.

Día 7: Descanso.

Cuerpo definido para hombres

Rutina de ejercicios para hombres

Entrena intensamente tres veces por semana, alternando días con ejercicios aeróbicos tres veces por semana. Alterna entrenamientos de músculos mayores de la parte superior de tu cuerpo y la parte inferior. Ejecuta dos ejercicios por cada grupo muscular superior e inferior de tu cuerpo.

Selecciona un ejercicio por cada grupo muscular y realiza cinco series empezando una de once repeticiones, entonces aumenta el peso y realiza diez repeticiones, añade más peso y haz ocho repeticiones, añade más peso y realiza seis más. Luego reduce el peso y realiza otras doce repeticiones, inmediatamente ejecuta otra serie de doce por cada grupo muscular. Tras cada ejercicio, descansa un minuto entre series en las primeras cuatro, entonces completa las dos series finales sin descanso entre ellos. Espera dos minutos antes de comenzar el otro grupo muscular.

Siempre planifica tu entrenamiento con tiempo.

Lleva un récord de lo que hagas, es decir, en una libreta, haz un informe cada día que entrenes y anota en él los músculos trabajados, los ejercicios y los pesos utilizados.

Rutina de ejercicios para la parte superior

PECHO	SERIES	REPETICIONES
Bench Press	4	12, 10, 8, 6
Incline Press	4	12, 10, 8, 6
Dumbbell Bench Press	4	12, 10, 8, 6
Dumbbell Flyes	4	12, 10, 8, 6

ESPALDA	SERIES	REPETICIONES
Wide-Grip Lat Pull Down	4	12, 10, 8, 6
Seated Cable Rows	4	12, 10, 8, 6
One Arm Dumbbell Rows	4	12, 10, 8, 6
Straight-Arm Pull Down	4	12, 10, 8, 6

HOMBROS	SERIES	REPETICIONES
Seat Dumbbell Press	4	12, 10, 8, 6
Front Raises	4	12, 10, 8, 6
Bent Over Side Raise	4	12, 10, 8, 6
Upright Cable Row	4	12, 10, 8, 6

BÍCEPS	SERIES	REPETICIONES
Alternate Dumbbell Curl	4	12, 10, 8, 6
Concentrations Curls	4	12, 10, 8, 6
Hammer Curls	4	12, 10, 8, 6
Preacher Curls	4	12, 10, 8, 6

TRÍCEPS	SERIES	REPETICIONES
Lying Triceps Presses	4	12, 10, 8, 6
Triceps Kickbacks	4	12, 10, 8, 6
Triceps Rope Pushdowns	4	12, 10, 8, 6
2 Arms Standing Dumbell Curls	4	12, 10, 8, 6

Rutina de ejercicios para la parte inferior

PIERNAS	SERIES	REPETICIONES
Cuádriceps	4	12, 10, 8, 6
Leg Press	4	12, 10, 8, 6
Lying Leg Curls	4	12, 10, 8, 6
Dumbbell Lunges	4	12, 10, 8, 6

PANTORRILLAS	SERIES	REPETICIONES
Seat Calf Raise	4	12, 10, 8, 6
Standing hell Raises	4	12, 10, 8, 6

ABDOMINALES	SERIES	REPETICIONES
Floor Crunches	4	12, 10, 8, 6
Decline Crunch	4	12, 10, 8, 6
Decline Oblique	4	12, 10, 8, 6
Hanging Knee Raises	4	12, 10, 8, 6

GUÍA DIARIA DE ENTRENAMIENTO

Día 1: Upper Body Training. Pectorales, hombros, tríceps, espalda, bíceps.
Día 2: Cardiovascular Workout.
Día 3: Lower Body and Abs Training. Cuádriceps, hamstrings, pantorrillas, abdominales.

Día 4: Cardiovascular Workout.

Día 5: Upper Body Training. Pectorales, hombros, tríceps, espalda, bíceps.

Día 6: Cardiovascular Workout.

Día 7: Descanso.

Parte IV: Mitos y realidades

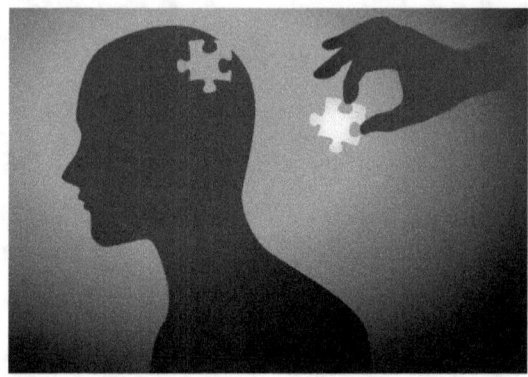

Mito: los ejercicios aeróbicos son mejores que el entrenamiento con pesas para lograr una buena condición física.

Realidad: para transformar tu constitución física, debes entrenar con pesas.

Mito: si haces ejercicio, no importa lo que comas.

Realidad: si haces ejercicio, importa incluso más lo que comes.

Mito: si las mujeres levantan pesas, se pondrán «musculosas».

Realidad: el ejercicio de resistencia ayuda a las mujeres a crear figuras esbeltas con tono muscular.

Mito: el entrenamiento con pesas es solo para atletas jóvenes.

Realidad: las personas de todas las edades deberían practicar el entrenamiento con pesas.

Mito: los músculos crecen mientras estás haciendo ejercicio.
Realidad: los músculos crecen mientras estás descansando y recuperándote.

Mito: un cierto número de grupos de ejercicios y repeticiones ya cumplen con el cometido.
Realidad: un esfuerzo de alta intensidad produce los mejores resultados.

Mito: comer correctamente significa hacer tres comidas convencionales al día.
Realidad: ¡hacer seis comidas nutritivas al día es lo ideal!

Mito: las personas que comen demasiado carecen de fuerza de voluntad.
Realidad: comer demasiado es un instinto natural.

Mito: las dietas bajas en grasa y altas en carbohidratos funcionan mejor.
Realidad: las personas engordan debido al «exceso de carbohidratos».

Mito: tienes que contar todas las calorías que ingieres.
Realidad: debes contar porciones, no calorías.

Mito: si «comes bien», no necesitas tomar suplementos.
Realidad: muchos estudios demuestran que necesitamos tomar suplementos.

Mito: solo debes tomar agua cuando tengas sed.
Realidad: tu cuerpo necesita más agua de la que te pide.

Mito: tienes que comer «perfectamente» todo el tiempo.
Realidad: no hay nada que pueda llamarse «comer perfectamente».

Para terminar: ¿cuál es tu mito?, ¿cuál es tu realidad? Solo tú tienes la respuesta. Solo tú eliges en qué quieres creer, todo es perfecto ante la reflexión interna, ¡practícala!

Fortalecimiento de los músculos: mitos y realidades

Existen muchas ideas erróneas en lo que respecta a los ejercicios de levantamiento de pesas. Muchas personas no saben qué cambios esperar cuando comienzan a levantar pesas, de modo que se hacen las siguientes preguntas.

¿Cuánto tiempo lleva fortalecer los músculos?

Es posible que puedas levantar más peso después de tan solo una sesión de ejercicio de levantamiento de pesas. Eso no se debe a que hayas desarrollado más músculo, es básicamente porque tu capacidad para levantar peso ha mejorado. La primera vez que intentes hacer ejercicio en el banco de pesas desperdiciarás mucha energía tratando de equilibrar la barra, mantenerla estable y moverla en línea recta. Sin embargo, una vez que te habitúes al proceso —por lo general después de una sesión—, podrás concentrar toda tu energía en el levantamiento de las pesas.

Otra razón por la cual se desarrolla fuerza después de tan solo una sesión de ejercicio es que, en cierto sentido, los músculos tienen memoria. Los nervios, que son los caminos que conectan el cerebro y los músculos, aprenden a llevar la información más rápidamente... un poco después de aprender un ejercicio, el cerebro les dice a los músculos: «ya saben de qué se trata, háganlo».

Durante las primeras seis a ocho semanas de levantamiento de pesas, la mayor parte de la fuerza que adquirirás se deberá a la capacidad y la mejoría muscular. A partir de ahí, los músculos comenzarán a crecer. En otras palabras, el tamaño de las fibras musculares aumentará; esto no significa que desarrolles más células musculares. Debes saber que algunos músculos se fortalecen más rápidamente que otros. En general, los músculos grandes, como los del pecho y la espalda, crecen más rápidamente que los más pequeños, como los de los brazos y los hombros. La mayor parte de la gente aumenta su fuerza muscular entre un 7 y un 40 % después de unas diez semanas de ejercitar cada grupo muscular dos veces por semana.

¿Algunas personas tienen un mayor potencial de fuerza que otras?

La cantidad de fuerza muscular que desarrolles depende de muchos factores, entre ellos la edad, el sexo y el tipo de cuerpo (y, desde luego, tu diligencia). Las personas de más edad, por lo general, no desarrollan tanta fuerza como los jóvenes, pero no se sabe si esto obedece al proceso normal de envejecimiento o más bien se debe a años de inactividad.

Los hombres, por lo general, tienen una mayor capacidad de fuerza general que las mujeres porque sus cuerpos tienen una mayor proporción de músculo y una mayor cantidad de testosterona, la hormona de la fuerza.

Asimismo, los distintos tipos de cuerpos tienen diferentes capacidades para desarrollar fuerza y músculo. Todos los ejercicios del mundo no lograrán cambiarte el tipo de cuerpo; si eres de baja estatura y huesos delgados, los ejercicios de levantamiento de pesas no te convertirán milagrosamente en una persona alta y de huesos anchos. Sin embargo, el levantamiento de pesas sí te convertirá en una versión más saludable y muscular de una persona de baja estatura y huesos delgados. Existen cientos de tipos de cuerpos diferentes, pero la mayor parte de la gente se clasifica dentro de una de tres categorías principales: mesomorfo, ectomorfo y endomorfo.

Mesomorfo: este es el tipo de cuerpo más cuadrado. Los mesomorfos tienden a tener huesos bastante grandes y hombros un poco más anchos que las caderas. No son ni gordos ni delgados, tienden a ser musculosos. Las personas que tienen este tipo de cuerpo, por lo general, desarrollan más fuerza y tamaño levantando pesas que las que tienen otro tipo de cuerpo. Mesomorfos son, por ejemplo, Janet Jackson, Madonna y Arnold Schwarzenegger.

Ectomorfo: es el tipo de cuerpo que se asemeja a una varilla: delgado como un alambre y de huesos pequeños. Los hombros y las caderas de los ectomorfos tienen aproximadamente la misma anchura. El levantamiento de pesas tiende a incrementar la definición y la forma del ectomorfo, pero este tipo de personas no tienen la misma capacidad de tamaño que los otros dos tipos. Algunos ejemplos son Calista Flockhart, Audrey Hepburn y Brad Pitt.

Endomorfo: este es el tipo más redondo. Las mujeres endomorfas tienden a tener curvas pronunciadas; tanto los hombres como las mujeres en esta categoría suelen almacenar más grasa. Entre los endomorfos se encuentran Oprah Winfrey, Drew Barrymore y John Travolta.

Una cosa es la fuerza, pero ¿cuánto tiempo se requiere antes de que el cuerpo se vea mejor?

Casi todas las personas comienzan a observar cambios después de seis semanas de levantamiento de pesas, pero no podemos dar una respuesta exacta. Los resultados dependen del tipo de cuerpo, el punto de partida y la cantidad de tiempo y esfuerzo que dediques a los ejercicios; en general, quienes empiezan en peores condiciones sufren cambios más notorios.

Todo el mundo nota sobre todo mejoría en los músculos que menos se usan. Los tríceps (los músculos que se encuentran en la parte posterior del brazo) son un ejemplo clásico: uno no suele utilizarlos mucho en la vida cotidiana, de modo que, cuando comienza a fortalecerlos mediante pesas, tienden a afirmarse bastante rápido. Lo mismo sucede con los hombros. La mayor parte de la gente no suele tener mucha grasa en los hombros, de modo de estos se moldean y tonifican con relativa rapidez.

¿Qué debo hacer para lograr una definición muscular como la de Arnold Schwarzenegger?

El levantamiento de pesas ayudará a moldearte el cuerpo, pero nunca verás una definición muscular si tus músculos están cubiertos por una gruesa capa de grasa. *Definición muscular* significa que tienes tan poca grasa corporal que se puede ver la forma de los músculos. Comenzarás a observar una ligera definición cuando tu grasa corporal descienda al rango de 20-22 %. Cuando se alcanza el 18 %, la definición muscular se hace bastante aparente. Si el porcentaje desciende a menos del 15 %, entonces desarrollarás una apariencia que te envidiaría cualquier fisiculturista.

Cultivar una apariencia muscular definida no siempre es saludable. Las mujeres con grasa corporal inferior al 16 % muchas veces experimentan irregularidades en el ciclo menstrual, lo que significa un gran factor de riesgo de osteoporosis. Además, recuerda que, de todas maneras, tu cuerpo se puede ver firme, saludable y sexy incluso si cada fibra muscular no está claramente definida.

¿El levantamiento de pesas me convertirá en un fisiculturista?

No. Cerca del 99 % de las mujeres —y un porcentaje significativo de los hombres— no pueden desarrollar músculos enormes a menos que pasen varias horas al día en un gimnasio levantando mucho peso. Incluso, en ese caso, la mayor parte de las mujeres no tienen testosterona suficiente para agregar bastante musculatura a su cuerpo a menos que consuman esteroides... en cuyo caso también se puede desarrollar acné, barba, cáncer de hígado, encogimiento del útero y una voz bastante gruesa.

De hecho, levantar pesas puede incluso volverte más pequeño. Como el músculo es un tejido muy compacto y denso, ocupa menos espacio que la grasa. Al principio es posible que no pierdas peso; es más, tal vez incluso aumentes unos pocos gramos porque el músculo pesa más por centímetro cuadrado que la grasa, pero sentirás menos apretadita la ropa.

¿Y si quiero aumentar de tamaño?

Una vez más, desarrollar grandes musculaturas resulta muy difícil para personas con cierto tipo de cuerpo. Si eres delgado, para comenzar, probablemente adquieras definición, pero no mucho en materia de tamaño. Las personas con mayores probabilidades de desarrollar mayor tamaño son las que tienen un tipo de cuerpo musculoso, incluso antes de iniciar los ejercicios.

A fin de aumentar el tamaño de sus músculos sin correr los riesgos que plantean los esteroides, muchos atletas y personas que hacen ejercicio a manera de recreación han optado por consumir creatina... una sustancia aparentemente benigna, muy elogiada por Mark McGwire, el rey de los jonrones de béisbol. Algunas investigaciones demuestran que la *creatina* sí puede volver a una persona más grande y más fuerte; sin embargo, las investigaciones no son contundentes y nadie ha estudiado la sustancia el tiempo suficiente como para saber si produce efectos colaterales a largo plazo. Tampoco aconsejamos tomar *androstenedione* —también conocido como *andro*—, otra sustancia que desarrolla la musculatura y que McGwire también ha tomado. La evidencia sugiere el riesgo de sufrir enfermedades coronarias.

Aparentemente, un número creciente de hombres abriga expectativas poco realistas sobre su potencial para desarrollar musculaturas más abultadas.

Si dejo de levantar pesas, ¿mis músculos se convertirán en grasa?

La grasa y el músculo son dos sustancias completamente diferentes. Cuando se observan bajo la lente de un microscopio, la grasa se ve como alambres de gallinero, mientras que el músculo parece un alambrado eléctrico desgastado. Si dejas de levantar pesas, tus músculos simplemente se atrofiarán, que es una palabra elegante para decir que se encogerán.

¿Debo perder peso antes de comenzar a levantar pesas?

No, el levantamiento de pesas puede acelerarte el metabolismo y darte mayor tono muscular, una mejor postura y mejores proporciones corporales. Además, levantar pesas mejora los esfuerzos aeróbicos. Si tienes músculos más fuertes, resistirás más tiempo en el escalador y es menos probable que te afecten las lesiones derivadas de los ejercicios aeróbicos. Por ejemplo, quizá estés haciendo ejercicio con todo el ímpetu cuando, de repente, sientes un pequeño dolor en la rodilla. Decides descansar un par de días, que se convierten en un par de años. Es posible que evites este tipo de incidentes si fortaleces los músculos de las rodillas. Además, el hecho de agregar ejercicios de fortalecimiento muscular a tus sesiones te dará más variedad y te ayudará a mantenerte motivado.

Hablemos de acondicionamiento físico y espiritualidad

Por Elizabeth Pabón
Coach espiritual, máster Reiki, maestra de yoga

¿Hay alguna relación entre acondicionamiento físico y espiritualidad?

Vamos a ver, cuando hablamos de espiritualidad, decimos que nosotros no somos nuestro cuerpo, que somos espíritu. Decimos que estamos viviendo una experiencia humana y que, a lo largo de esta experiencia humana, venimos a este mundo con un propósito, a hacer un trabajo que nos eleve espiritualmente la conciencia. De la misma manera, bajo este mismo concepto de espiritualidad, no debemos tener ningún apego con este cuerpo físico, ya que en algún momento abandonaremos este traje humano para regresar de donde vinimos, a la unión con nuestro Ser Superior.

Si miramos el acondicionamiento físico, y si observamos en un gimnasio las personas que se ejercitan físicamente, podemos ver jóvenes que se ejercitan por el looking good, es decir, para verse bien y tal vez verse más atractivos hacia sus parejas o porque están en búsqueda de una. También podemos observar a personas mayores a las que, tal vez, por alguna condición física, el médico les haya recomendado entrar en un programa de hacer ejercicios. A estas personas puede que las veas en el gimnasio por algún tiempo y luego no las veas más. Pueden tener mil justificaciones para dejar de ir al gimnasio, mas todas estas justificaciones siguen siendo excusas para no continuar. Sin embargo, hay otras personas que siempre las ves en el gimnasio, en las cuales esta actividad ya se ha convertido en una rutina necesaria, o tal vez en su propio estilo de vida.

Ahora bien, ¿cómo podemos las personas espirituales entrar en este ambiente de acondicionamiento físico si sabemos que no somos nuestro cuerpo? ¿Cómo «desperdiciar» el tiempo en un gimnasio cuando podríamos estar frente a la playa o en la montaña meditando? ¿Cómo voy a exponer mi cuerpo a un agite cuando lo que busco es serenarme y tranquilizarme? Se ve irónico y contradictorio, ¿verdad?

Pues aquí te voy a exponer mi propia experiencia, como coach espiritual, me fascinan los temas espirituales que tengan que ver con energía, como el reiki, el yoga, la meditación, he estado en esta búsqueda de quién soy y cuál es mi propósito de vida durante los pasados ocho años. He estado buscando serenarme, buscando la paz interior, trabajando con mi propia sanación emocional y física. Y es aquí donde hago el enlace entre espiritualidad y acondicionamiento físico. He descubierto que, si no estoy bien físicamente, no voy a estar bien para servir a los demás. Escuchando mi cuerpo y escuchando mi alma, ambos en perfecta sincronía van de la mano. Es entonces cuando decido entrar a un programa de personal training, para trabajar con mi sistema cardiovascular y tonificar mi cuerpo y, sobre todo, sentirme físicamente bien, ese es mi propósito de ejercitarme.

Espiritualmente entiendo que Dios, el Ser Supremo, el Universo o como tú le llames, me puso a cargo de este cuerpo físico en esta existencia para vivir lo que tenga que vivir. Por lo tanto, durante este período existencial, debo cuidar, alimentar, nutrir mi cuerpo para que mi espíritu pueda manifestarse a través de él. Y el ejercicio beneficia todos los sistemas que componen el cuerpo, y en mi experiencia me he sentido con mucha energía, vitalidad, he conocido un poco más mi cuerpo trabajando partes que jamás las había trabajado. Y lo mejor de todo es que, cuando me ejercito y lo llevo físicamente al próximo nivel de la misma manera y con toda la intención, crezco espiritualmente soltando emociones que me atan, aflojando bloqueos físicos que a la vez son causados por bloqueos emocionales.

De modo que, aunque no somos nuestro cuerpo, que somos espíritu, estamos a cargo de este cuerpo físico, el cual debemos cuidar. Así que a cuidar de nuestro cuerpo, así como cuidamos nuestra espiritualidad.

Que la luz divina del universo te guíe y te acompañe siempre.

Entrevista a Pedro Serrat

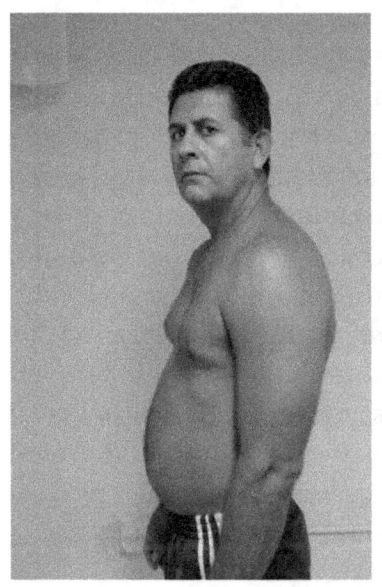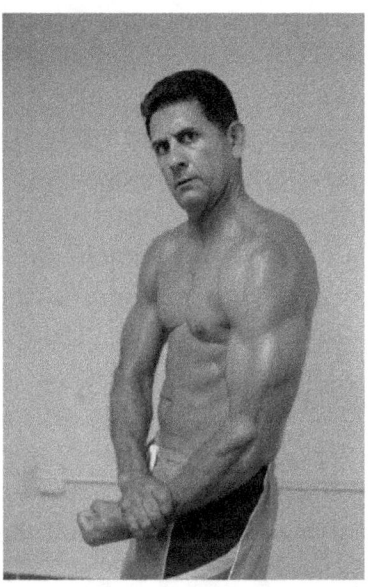

Se puede después de los cuarenta

Por Alberto Ignacio González

En sus primeros tiempos, fue un buen atleta con una buena condición física. Pero luego su estilo de vida lo llevó inconscientemente al sobrepeso. Luego de hacer su transformación corporal, nos narra sus anécdotas de cómo hizo «la mejor inversión» en su vida.

«Cuando yo vivía en Cuba, yo era atleta y trabajaba mucho en la construcción. Mi trabajo era uno más activo, pero luego llegué a Puerto Rico y monté un negocio de equipo médico, mi estilo de vida se hizo cada día más sedentario y acostumbraba a tomar muchos refrescos, jugos, dulces, helados y comía muchas cosas fritas», nos narra Pedro Serrat, de cuarenta y siete años y natural de Santiago de Cuba.

El 19 de enero del 2009, fecha en la que Serrat decidió hacer su transformación física como resolución de año nuevo, se sometió a un programa de entrenamiento cardiovascular y de pesas supervisado por el entrenador personal Frank Cabrera, propietario del concepto Cuerpo Definido. «Para esto tuve que modificar mi estilo de vida. Comencé a tomar agua por primera vez, eliminé los jugos y los refrescos, compraba el cereal bajo en azúcar y sodio, las carnes y el pescado los hacía al vapor y, si como helado, pues me como el *sugar free*», relata el empresario, quien pesaba poco más de 200 libras y hoy en día está en las 168.

Aunque al principio se le hizo difícil entrenar cuatro veces a la semana por un período de cuatro meses, Pedro añade que lo importante es hacer de esto un hábito y un estilo de vida. «Tú puedes entrenar lo que sea y, si no eres disciplinado con la comida, no estás haciendo nada porque estás ingiriendo más cantidad de calorías de las que estás quemando, pero, ya después de que logras tu objetivo, tu metabolismo se acelera y no importa lo que comas, eso lo quema el ejercicio», asegura.

Serrat recalcó además que «ha sido la mejor inversión que he hecho en mi vida». «Uno logra una buena apariencia física y te puedes poner cualquier tipo de ropa porque te va a quedar bien, pero lo más que tú ganas es en salud. Es medicina preventiva. La gente a lo mejor no se imagina cuánto te cuesta un tratamiento cuando te entra un cáncer. Pues aquí la inversión es hasta más económica y previenes que en el futuro te entre un cáncer», señala.

Sobre el particular, hizo una comparación con la vanidad. «Uno puede gastar 2.000 dólares en un mueble y posiblemente yo no necesito estar en ese mueble porque estoy siempre activo, pero es vanidad el que los gasta, y probablemente el que está sentado es un gordo de casi 300 libras».

Pero no todo se quedó ahí. Hoy en día, Pedro continúa ejercitándose sus cuatro veces a la semana desde un gimnasio que montó en su propia residencia. Nos comentó que hace sus treinta minutos de cardiovascular en la bicicleta estática o en la pista de su vecindario y que luego ejecuta con su equipo de pesas todo lo aprendido con Frank Cabrera. Nos confesó además que, hoy en día, a veces, siente la tentación de quedarse tranquilo en el sofá de la sala de su casa viendo la televisión al llegar cansado del trabajo, pero que la salud siempre es su motivación. «No lo cojo a pecho, yo no compito en nada, es todo por salud. No tomo ni batidos ni suplementos nutricionales, simplemente hago lo mío», subraya.

Pedro aprovechó la oportunidad para enviarle un mensaje a toda la comunidad. «Vivimos una vida muy sedentaria usualmente. Si cogiéramos ocho horas semanales y las dividiéramos en cuatro días (dos horas por día), las podríamos sacar para hacer cualquier actividad física, ya sea pesas, spinning, baloncesto, pista o campo, sea el deporte que sea. Es decir, no tengo tiempo no es excusa. Todos tenemos veinticuatro horas y lo importante es saber cómo distribuir el tiempo porque el tiempo está ahí», concluyó.

Conclusión

A la altura de este capítulo del libro, habrás leído y aprendido bastante de estadísticas sobre la obesidad, rutinas de ejercicios y temas relacionados con cómo adquirir una nueva figura, es decir, ya tienes algunas herramientas esenciales para comenzar tu cambio en tu estilo de vida; de no ser así, no dudes de que aún lo puedes lograr.

Los primeros pasos en que te debes concentrar son internalizar el cambio, visualizar en mi interior que es lo que quiero mejorar, meditar con nuestro creador y tener una conversación contigo mismo para que ese cambio o transformación que salga de tu alma y tu espíritu sea verdadero y legítimo para así luego verlo físicamente en tu cuerpo.

Con mucha fe y perseverancia, lo vas a lograr, no te desanimes, que el sacrificio valdrá la pena, no es simplemente ir al gimnasio todos los días y comer de forma saludable durante tres o cuatro meses, ver unos resultados positivos y ya. Es el comienzo de tu transformación, la cual va dirigida a mantenerte así durante el resto de tu vida, así tendrás salud y vida durante muchos años.

Créeme que no es fácil, que tu transformación viene desde arriba, hay que pedirla a nuestro ser divino y él te la concederá, cuando te lo propones y tomas acción, el universo se conecta contigo y vas sintiendo día a día ese poder, esa motivación de lograr y alcanzar tu objetivo y mantenerte en él, eso no quiere decir que no podrás disfrutar tu vida, mejor aún, podrás compartir con tus familiares y tus amistades las cosas buenas de la vida.

Busca un grupo de apoyo, algún familiar o amigo, entrenadores personales, guías espirituales, coaches de vida, mentores que te puedan ayudar a alcanzar tu meta, cuida lo que comes, cuida lo que bebes, cuídate a ti mismo; si no lo haces, ¿quién te cuidará?, ¿quién cuidará a los tuyos?

La vida es solo una y hay que vivirla con plenitud y en abundancia espiritual. Todavía estás a tiempo, no importa la edad que tengas, todavía lo puedes lograr, ¡anímate!. No lo dejes para mañana, que podría ser tarde. Cuida tu salud. Hoy en día no es un privilegio, es un modo de vida, un estilo de vida. Hazte de buenos hábitos, tú posees la bendición y la capacidad de hacerlo, esto debe ser prioritario en tu vida, y recuerda, ¡Transforma tu Cuerpo, Alma y Espíritu para siempre!

Mucho éxito...

Y recuerda... cuando llegas a tu peso ideal, es cuando realmente comienza el reto, al cerrar este libro, comienza a manifestarse tu verdadera fuerza interna.

REFERENCIAS

En esta sección de referencias le muestro mis fuentes de consultas.

• Frédéric Delavier (mujeres) Guía de los movimientos de Musculación (2003)

• Frédéric Delavier - Guía de los Movimientos de Musculación - Descripción Anatómica (4ta. Edición) (2003)

• Frédéric Delavier - Strenght Training Anatomy (Third edition) www.humankinetics.com Published 2010)

• Bill Phillips - Condición Física Para Vivir Mejor - Harper Collins Publisher (2003)

• Bill Phillips - Eating for Life (First Edition - 2003) High Point Media, LLC, www.eatingfolife.com

• Bill Phillips - Body for Life (First Edition - 2003) Herper Collins Publisher www.bodyforlife.com

• Bill Phillips - Transformation Book, MP3 Digital (2011) www.transformation.com

• Lee Labrada, Cuerpo Esbelto (First Edition - 2006) Harper Collins Publisher www.leanbodypromise.com

• Robert Kennedy - Muscle Building for Everybody - www.emusclemag.com

• William J. Kraemer. - Phd, Steven J. Fleck, Phd, Strength Training for young Athletes (Second Edition) www.humankinetics.com

• Bob Greene's - Total Body Makeover, Library of Congress Catalogin-in-Publication Data www.totalbodymakeover.com

• David Zinczenko, The ABS Diet – Editor-in-chief of Men's Health, (2004) Holtzbrinck Publisher www.absdiet.com

• Suzanne Schlosberg and Liz Neporent Fitness for Dummies, Hungry Minds Publisher

• Nancy Clark, Ms, RD, port Nutrition Guidebook (Second and Third Edition) www.humankinetics.com

• Jorge Cruise - 8 Minutos por la Mañana - Rodale Publisher

www.ingramcontent.com/pod-product-compliance
Lightning Source LLC
Chambersburg PA
CBHW070143290526
45789CB00002B/601